高血压调养三部曲
饮食+运动+用药

卢晟晔 著

北京大学人民医院内科医生

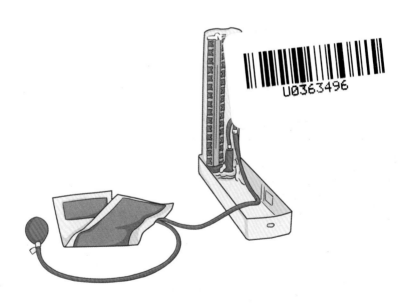

天津出版传媒集团

天津科学技术出版社

图书在版编目（ＣＩＰ）数据

高血压调养三部曲：饮食+运动+用药 / 卢晟晔
著. --天津：天津科学技术出版社，2016.5
  ISBN 978-7-5576-1223-8

  Ⅰ. ①高… Ⅱ. ①卢… Ⅲ. ①高血压－防治
Ⅳ.①R544.1

中国版本图书馆CIP数据核字(2016)第128639号

责任编辑：张建锋

天津出版传媒集团

天津科学技术出版社出版

出版人：蔡　颢
天津市西康路35 号　邮编300051
电话：（022）23332695
网址：www.tjkjcbs.com.cn
新华书店经销
北京鹏润伟业印刷有限公司印刷

开本 710×1000　1/16　印张 15　字数 232 000
2016年7月第1版第1次印刷
定价：32.80 元

Preface 前言

　　随着生活水平的提高，人们的饮食越来越丰富，很多人吃出来一些疾病，如高血压、糖尿病等，这些疾病是人类健康的杀手，损害着人类的健康。

　　人们正常的生活因为高血压的出现而发生改变，每年不厌其烦地跑医院，每天提心吊胆地自我约束，这给原本美好轻松的生活带来了不便，更无形中降低了人们内心的幸福指数。

　　每一位高血压患者，每一位血压偏高而尚未形成高血压病症的人，是时候为自己的健康来进行充电学习了。本书从高血压病患者最为关心的问题出发，全心解析"如果得了高血压，我该怎么做"这一重点问题，为患者提供饮食、运动、用药等切实可行的改善方法，从根本上对高血压进行标本兼治。这不但能给高血压患者一个面对、选择最适合自己治疗决策的机会，也让所有患者都能从中权衡出不同症状、不同治疗的利弊。

本书通过简单易懂的文字，将科学、严谨的医学常识及自我诊断、治疗方法传播出去，全书知识丰富，图文并茂，语言通俗，没有高深的医学术语，每一位读者都能读懂、读透，进而从中吸取治疗、预防高血压的知识。

本书是家庭防治高血压疾病的理想必备读物。衷心希望每一个读过此书的人，都可以从书中获得化解疾病、守护健康的希望与信心。

Content 目录

第一章 认清高血压，了解它才能更好地预防和治疗

正确运动，健体更降压

经络按摩，有效治疗高血压

 生活习惯，从细节处着手

第六章 高血压并发症调养方案

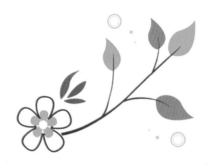

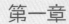

第一章

认清高血压，
了解它才能更好地预防和治疗

高血压是一种非常常见的慢性疾病，发病原因不一，患者人数众多，发病率随着年龄的增长而不断增高，其并发症更严重影响着人们的身体健康。很多人都知道高血压，有些人本身就是高血压患者，但对高血压的病因、病理、症状、预防和治疗知识却知之甚少，因此，认清高血压便成了当务之急。

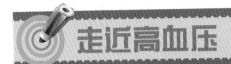

《孙子兵法》云："知己知彼，百战不殆。"中医讲究辨证施治、对症下药，要想更好更有效地预防和治疗高血压，彻底摆脱高血压带来的折磨和困扰，我们就要走近它、了解它、研究它、看清它。

● 血压多高才算高血压

提到高血压，人们很自然地便会想到血压高，的确，血压高是高血压的最主要症状，但血压究竟要高到多少才算是高血压，这里面是有些讲究的。

人的血压分为两种：一种是舒张压，一种是收缩压。舒张压指的是人的心脏舒张、动脉血管回弹时，血液对血管内壁的压力，也称低压。收缩压指的是人的心脏收缩、动脉压力上升时，血液对血管内壁的压力，也称高压。

血压的额定单位为千帕（kPa），1 千帕等于 7.5 毫米汞柱（mmHg）

根据我国最新的高血压指南，血压水平定义和分类如下表。

类 别	收缩压 / 千帕（毫米汞柱）	舒张压 / 千帕（毫米汞柱）
理想血压	＜ 16.0（120）	＜ 10.7（80）
正常血压	16.0~17.2（120~129）	10.7~11.2（80~84）
正常高值	17.3~18.5（130~139）	11.3~11.9（85~89）
高血压	≥ 18.7（140）	≥ 12.0（90）
1 级高血压（"轻度"）	18.7~21.2（140 ~159）	12.0~13.2（90~99）
2 级高血压（"中度"）	21.3~23.9（160 ~179）	13.3~14.5（100 ~109）
3 级高血压（"重度"）	≥ 24.0（180）	≥ 14.7（110）
单纯收缩期高血压	≥ 18.7（140）	＜ 12.0（90）

特别讲解一下正常高值，有些人的血压高压在 17.3 ~ 18.5 千帕(130 ~ 139 毫米汞柱）之间，低压在 11.3~11.9 千帕（85 ~ 89 毫米汞柱）之间，这种情况不是高血压，但也不属于正常血压，这种血压被定义为正常高值，意思就是比正常的血压值要高，但在可接受范围内，不会对人体造成不良影响。不过，血压值处于正常高值阶段人群的健康状态一般都不是特别理想，不经意间就会发展成高血压，毕竟 18.5 千帕（139 毫米汞柱）和 18.7 千帕(140 毫米汞柱)，11.9 千帕（89 毫米汞柱）和 12.0 千帕（90 毫米汞柱）之间，距离真的不算远。

● 高血压引发的症状，你感觉到了吗

有时候，你明明量着血压偏高，但到医院一查，医生却说不是高血压；而有的时候，血压计上显示的血压数值正常得不能再正常，医生却又郑重其事地告诉你，你得了高血压。

这是为什么呢？很多人迷惑不解。但实际上答案很简单。高血压是一种综合性病症，发病的时候，临床病症有很多，血压高只是其中最主要的一项。高血压的人血压肯定是高的，但人们血压高的原因却有很多，如着急上火、心情郁闷、其他脏器功能异常等，不一定就是由高血压引起的。

想要判定自己到底有没有患上高血压，除了测量血压外，还要额外注意以下几种高血压的常见症状。

1. 脑部症状

头晕是高血压的主要症状之一，发病部位为脑部，发病时多表现为持续性的眩晕和不适感，用俗话说，就是脑袋沉。

患者头晕的原因很多，停用降压药、疲劳过度、情绪波动强烈、突然蹲下或突然站起都有可能诱发头晕症状。一般来说，在高血压脑部病症中，头晕算是最轻微的，若病情稍稍加重，则头晕会变成头痛。高血压引发的头痛并不是尖锐、短暂的刺痛而是持续性的钝痛或者搏动性的胀痛。疼痛部位大多在后脑以及眼角斜上方的太阳穴。越到后期，高血压患者头痛的频率就会越短，持续时间就会越长，严重的时候还会伴随着呕吐、恶心等症状。

2. 心脏症状

在高血压发病早期，心脏功能代偿正常，通常不会出现明显的并发症状；到了高血压中后期，伴随着患者血压的长期持续升高，心脏血管受到压迫，心脏的负担持续加重，心肌会变得肥厚，左心室也可能因此扩张，会造成心肌缺血、心律失常，表现在外部，就是胸闷和心悸。

3. 肾脏症状

许多长时间被高血压困扰的患者的肾功能都不是很好。

众所周知，人体是一个精密而复杂的系统，每一个"零件"之间都有着

千丝万缕、复杂无比的联系。当血压升高的时候，整个系统的压力也会跟着升高，血管承受的压力也随之增大，肾小动脉自然也不会例外。一次两次自然没什么关系，但持续多次的压力加码，很容易造成肾小动脉硬化，即便没有造成动脉硬化，长期的重压"折磨"，也会使得肾功能减退。尿频、夜尿、尿毒症、氮质血症等都是肾功能减退的症状。

4. 其他症状

除了上述症状外，高血压的常见症状还有耳鸣和出血。

高血压引发的耳鸣不是单耳耳鸣，而是双耳耳鸣。"嗡嗡"的钝响和像蝉叫一样的声音是耳鸣时患者最常听到的声音。一般来说，高血压诱发的耳鸣持续时间都很长，有的达 1 分钟，最长的甚至超过 5 分钟。

另外，血压升高很有可能导致血管发生细微的破裂，而一旦血管破裂，人体就会产生出血症状。

高血压患者最常见的出血症状是鼻出血，也就是流鼻血；少数时候，尤其是病情严重的情况下，也有可能发生结膜出血、眼底出血，甚至脑出血。

很多高血压患者，尤其是年纪较轻的患者，在发现自己得病之后，重视程度一般都不够高，有的人甚至觉得血压高一些也无所谓，这种想法无疑是相当危险的。调查显示，近十年来，因"三高"（高血压、高血糖、高血脂）引发的心脑血管疾病（心肌梗死、动脉粥样硬化、脑卒中）致死、致残的人数一直居高不下。毫不夸张地说，"三高"就是一把无形的屠刀，高血压则是这把屠刀最锋利的刀刃。若是不想被这把屠刀割伤，办法就只有一个：早发现，早诊断，早预防，早治疗。

高血压引发的症状，你感觉到了吗？如果答案是肯定的，那么，赶紧去医院检查检查吧。

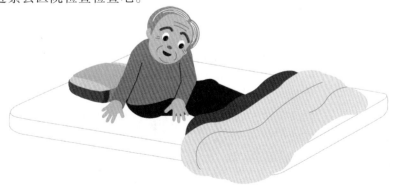

● 对号入座，看看你是哪种类型的高血压

很多患者，尤其是一些思想偏于传统的中老年患者，在日常生活中或多或少总是有些讳疾忌医，身体出现了不适的情况也不愿意去医院检查。这种想法和做法，最后给患者带来的后果都是不堪设想的。

任何病症，在发病的早期都像是一个刚刚出生的婴儿，最容易控制；而到了中晚期，疾病已经壮大成一个"成年人"，想要从它手中把健康或生命抢回来，就要困难很多。

高血压是一种全球性的慢性多发疾病，患者群体非常庞大，病情严重时甚至会危及生命，所以，对高血压患者来说，早预防、早发现、早治疗，是不容忽视的金科玉律。其中，早治疗是最关键的一点。

那么，怎么做到早治疗呢？答案就是：对症下药。

我们都知道，就是小小的感冒，都要分风寒型感冒、风热型感冒、暑热型感冒等，不同的感冒有不同的治疗方式，而高血压也一样，更应该分清类型、对症下药。

按照发病原因，高血压可分为两种类型：原发性高血压和继发性高血压。

1.原发性高血压

原发性高血压是最常见的高血压病，绝大多数高血压患者（总人数的95%）患的都是这种高血压。

原发性高血压的主要发病人群为中老年人，发病原因不明，治疗时以保护重要脏器为第一准则，治疗方式则多以传统的降压保健方式为主。

2. 继发性高血压

顾名思义，继发性高血压指的是继发于其他疾病或原因的高血压，说得通俗点儿，就是患者得了别的疾病，高血压只是这些疾病的一种临床表现或并发症。通常，继发性高血压患者人数只占高血压患者总人数的5%左右。

根据发病诱因的不同，继发性高血压可分为4类。

（1）肾性高血压

肾性高血压是肾脏疾病引发的高血压。其中因急慢性肾小球肾炎引发的高血压为肾实质性高血压；因间质性肾炎引发的高血压为肾间质性高血压；因肾动脉狭窄、肾脏小血管炎、肾动脉栓塞等引发的高血压则为肾血

管性高血压；另外，糖尿病、风湿、痛风等造成的肾病变或者肾损坏也会引发肾性高血压。

（2）心血管性高血压

心血管性高血压，是因为心血管疾病而继发的高血压疾病，其中，动脉粥样硬化、主动脉瓣关闭不全等疾病引发高血压的概率最高。

（3）内分泌性高血压

内分泌性高血压大多是因为内分泌系统失调而引发的高血压。皮质醇增多症、原发性醛固酮增多症、甲亢、嗜铬细胞瘤等都是最容易引发高血压的内分泌疾病。

（4）药物性或医源性高血压

这种类型的高血压发病原因大多是用药不当或者医务人员在医疗过程中手术失误等，简单点儿说，就是患者吃错了药、吃药过量了。

当然，某些药物对单纯地治疗一种疾病是有效的，但副作用非常大，继发性高血压就是由药物副作用产生的一种高血压类型。

据调查，儿茶酚胺类药物、非类固醇消炎镇痛药、甲状腺激素类药物、口服避孕药、肾上腺激素类药物若使用不当，则容易引发高血压。

另外，根据起病缓急和病情进展情况，高血压病还可以分为急进型高血压和缓进型高血压两类。

1. 急进型高血压

急进型高血压，又被称为恶性高血压，发病时间不确定，发病人群年龄不确定，但三四十岁的中年人患上恶性高血压的概率要更高一些。

急进型高血压患者发病的时候，患者的血压会出现非常明显的升高〔舒张压一般不会小于 17.3 千帕（130 毫米汞柱）〕、视力急速减退、眼底出血、肾功能损伤，甚至会出现脑出血、心力衰竭等并发症，致死率非常高。

2. 缓进型高血压

缓进型高血压，也叫良性高血压，高血压患者中有 99% 患上的都是这种类型的高血压。缓进型高血压发病早期并没有太过明显的症状，血压升高也是暂时的，随着病情的发展，患者的血压会长期持续升高，头晕头痛、手脚麻木、胸闷心悸等病发症状也会随之产生。

● 小心 7 种特殊的高血压

高血压是一种全球性疾病，它能诱发多种心脑血管疾病，也能导致人体重要器官（如心脏、肾脏和脑部）的功能衰竭，近十年来，高血压已经成为世界公认的健康杀手。因此，全球各国各地区的医学专家们针对高血压的病因、病理、病症、治疗等各方面进行了细致的研究，并在研究过程中发现了 7 种特殊类型的高血压。

1. 假性高血压

所谓假性高血压，并不是说患者没有得高血压、医院误诊了，而是指高血压的血压值非常具有欺骗性，用普通袖带测压法所测血压值高于经动脉穿刺直接测的血压值，换句话说，就是患者的动脉内压值低于血压计测量数值而且偏低幅度非常大。造成这种状况的原因有很多，但绝大部分都是因为患者的常用重要脏器出现了病变，有动脉硬化或者脏器供血不足症状发生。

一般来说，因为假性高血压多为继发性高血压，所以在治疗的时候，应该先对动脉硬化等致病的主要原因进行治疗，而不应该贸然采取普遍的降压治疗方法。

2. 肥胖性高血压

肥胖性高血压，顾名思义，是因为患者体重指数和肥胖度超标而引发的高血压。

研究表明，体重指数（BMI）大于 27、肥胖度大于 25% 的人群很容易患上肥胖性高血压。体重指数和肥胖度的计算方法和相关标准数值如下。

（1）体重指数（BMI）= 体重（千克）÷ 身高（米）^{2}。例如，一个身高为 1.75 米，体重 70 千克的人，其 BMI =70÷（1.75×1.75）=22.86。

注：在中国，BMI<18.5 为偏瘦，18.5<BMI<23.9 为正常，BMI ≥ 24 为超重，24<BMI<27.9 为偏胖，BMI ≥ 28 为肥胖，BMI ≥ 30 为重度肥胖，BMI ≥ 40 为极重度肥胖。

（2）肥胖度 =〔（实际体重 – 理想体重）÷ 理想体重〕×100%，理想体重（千克）= 身高（厘米）–105，例如，一个身高 1.75 米，体重 80 千克的人，理想体重 =175–105=70，肥胖度 =〔（80–70）÷70〕×100%=14%。

注：一般来说，在中国，肥胖度 ≥ 15% 属于超重，肥胖度 ≥ 32% 属于肥胖，32%< 肥胖度 <51.9% 属于轻度肥胖，52%< 肥胖度 <73.9% 属于重度肥胖，肥胖度 ≥ 74% 属于重度肥胖，肥胖度 ≥ 100% 则属于病态肥胖。

很多肥胖性高血压的患者年龄都较轻，病情也不是很重，只要患者能够很好地控制自己的饮食和热量摄入，适量运动，将体重减下去，降压就不是一件很困难的事情。当然，若是患者的血压数值过高且有心血管方面的并发症状，则除了减肥降压外，患者还需要服用 β 受体阻滞剂、血管紧张素转换酶抑制剂等进行相应的药物辅助治疗。

3. 体位性高血压

体位性高血压是指患者在站立位或坐位时血压增高〔舒张压 >12.0 千帕（90 毫米汞柱），收缩压 > 20.0 千帕（150 毫米汞柱）〕，在平卧位时血压正常〔舒张压 ≤ 12.0 千帕（90 毫米汞柱）〕。这种特殊的高血压并不属于继发性高血压的范畴，病因多为静脉重力血管池过度充盈或交感神经兴奋性增强。

在我国，体位性高血压患者人数约占高血压患者总人数的 4%。

因为发病的原因和机理与一般的高血压不同，所以治疗体位性高血压不能采取通常的降压疗法，否则很可能适得其反，加重患者病情。

通常，体位性高血压患者在发现患病之后并不需要进行药物治疗，只需要积极进行体育锻炼，增强肌肉的丰满度，并注意舒缓心情、调节神经功能就可以了。

4. 睡眠呼吸障碍性高血压

睡眠呼吸障碍性高血压，是由睡眠呼吸障碍引发的一种特殊高血压类型。

众所周知，人在进入睡眠状态之后，呼吸的频率和深浅是不同的，出现呼吸暂停也是正常现象。只要一次呼吸暂停的时间小于 10 秒，就不会给人体造成什么损害；但是，若是一次呼吸暂停大于 10 秒，并且在睡眠过程中出现多次呼吸暂停状况，则人体内的动脉血氧饱和度就会下降，也就是缺氧。人在睡眠时一旦缺氧，交感神经的兴奋性就会随之增强，它周围的一些小动脉也会发生诸如管腔狭窄、管壁增厚等代偿性的改变，从而引发周期性的血压升高现象。

治疗此类高血压，应该以纠正气道阻塞为主要的治疗目的，单纯地使用呼吸机治标不治本。降压还要靠改变睡姿（如侧卧、半侧卧）、进行相关手术或者采用药物治疗方法。

5. 高原性高血压

高原性高血压是一种由于高原环境而诱发的特殊高血压病。此类患者在非高原地区生活时，血压一直非常正常，只要到了高原地区，血压就会升高。造成这一病症的最主要原因还是体内缺氧。因此，治疗高原性高血压其实根本就不需要药物，只要患者主动搬家，离开高原到其他地区生活工作就可以了。

6. 妊娠性高血压

妊娠性高血压是 7 种特殊类型高血压中最为特殊的一类，因为患者均为妊娠期的妇女，所以，治疗起来特别复杂。

此类高血压发病的主要原因是孕妇体内血容量增加、血管痉挛或者激素分泌增多等。在妊娠期的妇女群体中，妊娠性高血压的发病率高达30%，而且为原发性疾病，而不是继发性疾病，确诊很麻烦，治疗更麻烦。一旦确诊，医生会建议患者进行专业治疗，因人制宜，而不是采取千篇一律的大众降压方案。

7. 肺性高血压

肺性高血压是症状性高血压的一种，病因一般都是急慢性支气管炎、哮喘、肺炎等肺部疾病。

我们都知道，人体是靠肺来呼吸的，当肺部出现疾病时，人的呼吸就会发生异常，出现缺氧等症状。当缺氧的时候，出于自我保护的本能，人体会做出很多应激反应，如外周血管压力升高等，这些应激反应会直接或间接地造成人体血压升高，但这种升高一般都不会很严重，多为轻型或中型，只要相应的肺部疾病被治愈，不需要接受任何降压治疗，高血压患者的血压就会回复到正常水平。

你是以上 7 种特殊高血压患者吗？如果是，你就要特别注意了，一定要谨慎治疗，对症用药，千万不要贸然降压，否则对你没好处。

● 治疗之前，先了解高血压的分期

得了高血压，就应该及早治疗，但也不能乱治疗。不同类型的高血压有不同的治疗方法，即便是同一类型的高血压，因为所处的阶段或者说分期不同，治疗的方法也存在极大差异。因此，在治疗高血压之前，了解高血压的分期是非常有必要的。

根据临床表现的不同，高血压一般分为三期：Ⅰ期、Ⅱ期和Ⅲ期。

Ⅰ期高血压：血压达到确诊高血压水平，临床上没有特别症状，偶尔会出现失眠、头晕、头痛、记忆力下降、精神无法集中、手脚麻木等症状，症状较轻微，表现不十分明显，眼底无出血症状，心脏、脑部、肾脏等重要器官也没有任何器质性损害征兆。

Ⅱ期高血压：血压达到确诊高血压水平，左心室有扩大现象，眼底动脉局部狭窄，血压长期持续升高，伴有血管硬化、血尿、蛋白尿等症状，心脏、脑部、肾脏等器官出现轻度器质性损害，但脏器功能正常。

Ⅲ期高血压：血压达到确诊高血压水平，舒张压不低于21.3千帕（160毫米汞柱），并长期持续升高，血管硬化情况加剧，心脏、脑部、肾脏等器官器质性损害加重并出现轻重不一的功能性障碍。临床症状非常明显，多表现为眼底出血、心力衰竭、心绞痛、脑血栓、高血压脑病、心肌梗死、脑出血、视盘水肿等。

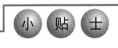

器质性损害

器质性损害，指的是疾病造成身体的某些组织结构发生改变，用专业术语来讲，就是指一种有病理形态学损伤的伤害。举例来说，一辆自行车，车胎破了、坏了，需要换新的，这是器质性损害；而同样的一辆自行车，零件没有问题，但是因为很久没人骑，车链条锈蚀了，骑不动，这就是功能性损害。

● 你是容易被高血压"盯上"的人吗

高血压很可怕，谁都不知道自己什么时候会被它"盯上"。蚊子都喜欢挑气味异常的人叮，高血压自然也有着自己的偏好，那么，什么样的人更容易被高血压"盯上"呢?

1. 肥胖者

调查显示，在相同条件下，体重指数和肥胖度超标的人要比正常人更易患上高血压，尤其是重度肥胖的患者，患上高血压的概率更是高得惊人。年龄超过 60 岁的人，肥胖者患病的概率已经高达 70%。唐朝的时候，胖是一种美，但在现代，尤其是在高血压肆虐的中老年人群体中，胖子绝对是"没有春天"的。

2. 精神紧张、情绪波动大的人

精神紧张、情绪时常强烈波动的人以及从业过程中经常会精神紧张的职业群体，明显比正常人更受高血压"青睐"，比如会计、司机、操盘手等。

3. 爱吃盐的人

食盐，是中国人厨房中必备的调味品之一，盐中富含的钠元素也是人体必须要补充的微量元素之一。但凡事过犹不及，人体对钠元素的需求量其实是有限的，一旦人体内的钠元素超标，就很有可能引发血压升高症状。在高血压治疗中，控制盐量摄入一直是很重要的一条。

4. 家族有高血压病史的人

高血压算不上是一种遗传病，但有着相当显著的遗传倾向。如果三代以内直系血亲，尤其是父母，患有高血压，那么子女患上相同病症的概率要比普通人高不少。

5. 长期吸烟、酗酒者

烟酒伤身，长期吸烟、酗酒对身体的伤害极大，尤其是烟。烟中含有大量尼古丁。尼古丁是一种兴奋物质，可以令人的交感神经和中枢神经兴奋性增强，还能刺激肾上腺，造成动脉收缩，造成血压升高。

此外，长期食用动物油脂的人群，高血压的发病率也要高一些。

诊断高血压

俗话说:"有病早治,早治早好。"高血压是一种慢性疾病,没有什么神药能够药到病除,轻轻松松地就把它治愈,但任何疾病在早期症状都是最轻微的,治疗也是最容易的,因此,及早诊断出高血压,不管是对患者还是对医生都是一件好事。

● 测量血压没那么简单

在多年的临床实践中,不少医生会遭遇这样的尴尬:病人见了自己就心跳加速、血压升高、紧张焦虑。是医生长得凶神恶煞不像好人,还是医生态度恶劣、蛮横不讲理? 其实都不是。

事实上,在现实生活中不少人都讳疾忌医,不愿意也不敢相信自己生了病,因此面对医生的时候总是有些害怕,有些紧张,有些不知所措,听医生说病情像是等待"阎王"宣判似的。这种心态很微妙,但不可否认的是,很多患者都有。有些健康的人,平时血压并不高,到医院一检查,血压就急剧升高;有些高血压患者,血压本来没有那么高,但往医生面前一坐就紧张得不行,血压也跟着嗖嗖地往上升。这种状况委实让医生有些无奈,也让患者有些无奈。因此,为了了解患者的真实血压水平,医生们都会建议这些紧张的患者自己测血压或者请亲朋好友帮忙测血压。不过,隔行如隔山,测血压看似是一件非常简单的事情,可其中的门道其实还真不少。

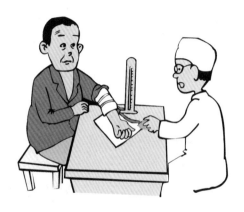

学会挑选血压计

古人说："工欲善其事，必先利其器。"想要自测高血压，那么血压计自然必不可少。一台好的血压计对患者来说就像是一个严苛但却尽职尽责的陪护，能及时发现不妥，最大限度地保障患者的健康。那么，怎样才能找到一个好的"陪护"呢？窍门有不少。

目前，市场上售卖的血压计基本上分为3种：水银血压计、气压表式血压计、电子血压计。

1. 水银血压计

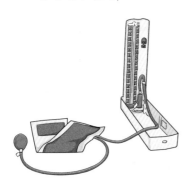

水银血压计，又名汞柱血压计，是医院中最常使用的血压计，一般分为台式和立式两种。

虽然相比于电子血压计，水银血压计对使用者的技术素质要求高一些，但在三种血压计中，水银血压计得出的结果是最准确、最稳定的。在绝大多数医院中，患者都能见到这种血压计，它的体积略微有些大，不便于随身携带，而且携带时若是发生失误则很容易造成血压计内的水银泄露。不过出于病情的考虑，假若条件允许，则还是以选用水银血压计测血压为宜。

那么，水银血压计要怎样挑选呢？

首先，看袖带。假如把水银血压计比作人体，那么袖带无疑便是人体最核心的部位，袖带的长宽比例是不是合适直接影响着血压值的准确与否。通常，若是血压计的袖带过窄，则量出的血压会高于实际血压；若是血压计的袖带过宽，测出的血压则会低于实际血压。

当然，这个过窄或过宽都是相对被测者的上臂周长来说的。在购买之前，患者应该具体地测量一下自己的上臂周长，挑选的时候根据这个数值来判定哪台血压计更适合自己。

另外，需要说明的是，一般市场上出售的水银血压计的袖带长度多为35厘米，宽度则为12厘米或13厘米，大部分患者选用这样标准数值的血压计都没有问题，但体形肥胖的人最好还是选用袖带宽度为15厘米或

16 厘米的血压计为好。

其次，看橡皮管和橡皮球。橡皮管和橡皮球是测量血压时用来加压的，作用很重要，因此，在挑选血压计的时候，一定要注意观察，看橡皮管和橡皮球是不是完好，有没有漏气，接口处是不是紧密，有没有破损。还有，要特别注意橡皮管的长度，所有橡皮管长度必须要大于等于 76 厘米。

再次，看控制阀门。水银血压计的控制阀门中一般都装设有专门的空气过滤器，若阀门没有问题，在量血压时，水银立柱测压器中的水银则会根据患者的实际血压数值迅速上升，测量完毕后，关掉阀门，水银柱会固定在某个数值上，不轻易回落，直到放开阀门，水银柱才会迅速回落。若是阀门存在漏气问题，测压后关掉阀门，水银柱回落的速度则会较快。例如血压值为 26.7 千帕（200 毫米汞柱），正常情况下，10 秒内回落不会超过 2 毫米，但在阀门漏气的情况下，回落的刻度则会超过 2 毫米。另外，正常的水银血压计在阀门完全放开后，水银柱在 1 秒之内就能彻底回落到零刻度线上，而阀门漏气的血压计因为空气过滤器有毛病，所以回落的速度则要慢很多。

最后，看水银柱式测压器。一般情况下，一台合格的水银血压计其测压器中的水银一定是恰好的。换句话说，就是测压器的水银凸面和零刻度线必然是平齐的。水银凸面高于或者低于零刻度线都是不合格的。

2. 气压表式血压计

气压表式血压计，也叫弹簧血压计，其基本构造和水银血压计差不多，都由袖带、橡皮球、橡皮管、听诊器和测压器组成。不过，气压表式血压计的测压器不是水银立柱，而是弹簧。

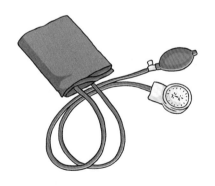

和水银血压计相比，气压表式血压计体积小巧、携带方便，但因为弹簧的物理特性，气压表式血压计在使用一定时间后，测量出的血压数值会出现偏差。一般情况下，每隔半年就要对气压表式血压计进行一次血压校准。另外，气压表式血压计维修起来也不太方便。因此，在三种血压计中，气压表式血压计的使用面比较小，而挑选它的方法和挑选水银血压计的方法基本上是相同的。

3.电子血压计

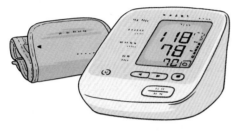

电子血压计，顾名思义，是一种利用电子压力来自动测量血压的电子仪器。相比于其他血压计，电子血压计不仅携带方便、样式美观，而且操作非常简单，使用者不需要具备任何专业知识就可以操作，很适合家庭使用。

现在，市场上的电子血压计有两种：一种是臂式的，一种是腕式的。对身体健康的人来说，选用哪种电子血压计都没问题，但若是使用者本身就是"三高"（高血压、高血脂、高血糖）患者，则腕式血压计就不太适用了，因为"三高"患者的上臂血压和手腕血压数值不统一，而且相差较大，所以最好选用臂式血压计。

不过，电子血压计很容易受到外界因素的影响，周围的环境状况、袖带长宽比例、袖带绑缚的位置等都会影响到血压计的测量数值，但一般情况下，只要测量时注意将影响因素降到最低，电子血压计的测量数值还是相当准确的。

现在，我们来讲讲怎么挑选电子血压计。

首先，看外观。血压计是一种重要的医用计量器具，国家的监管十分严格。市面上出售的电子血压计，每一台都必须在显眼的位置贴上标牌，标明血压计的型号、标准文号、名称、出厂日期、制造厂名、型式批准文号和测量上限。挑选电子血压计的时候一定要看清楚，若是没有标牌，则不要挑选。

其次，看精度。血压计毕竟是仪器，测量时有误差在所难免，但一般来说这个误差不会高于 0.4 千帕（3 毫米汞柱）。挑选电子血压计的时候倒不妨实际操作一下，看看电子血压计测出的数值和你平常的血压值是不是相同，只要两者之间的误差不是很离谱，没超过 0.4 千帕（3 毫米汞柱），这台电子血压计就没什么问题。

再次，货比三家。电子血压计虽然操作方便，测量误差也不太大，但因为国内制造较少，市场上出售的多为进口血压计，价格相对要昂贵一些，所以在选购的时候，货比三家就比较重要了。

正确使用血压计

以水银血压计为例，在使用血压计时，先做的是准备工作：拿出血压计、松开球囊上的放气阀、挤出袖带中的气体、打开水银控制阀门。准备工作做完了，接着才是第一步。

➡ 第一步，展。

日常生活中，自测血压的人有不少，很多人习惯在量血压的时候将小臂伸直平放，但实际上这种姿势并不太科学。

在测量血压的时候，最正确的姿势实际上是将上肢向外展出 45°，手掌不要握拳，要平伸，手心向上。手肘的位置，尤其是肘窝的位置一定要和心脏平齐。

➡ 第二步，松。

松，顾名思义，就是放松、宽松。在测量血压的时候，被测者一定要心情放松、心绪平和，过度紧张或者过于强烈和频繁的情绪波动都有可能造成测量数值的不准确。

另外，在测量血压的时候，被测者应该保证自己上身服饰的宽松，最起码，袖口不能太紧，上衣的袖子要保证能够撸到腋窝附近，能撸到肩膀的位置更好，总之，袖子不能勒住上臂，要是勒住了，最好把袖子褪下去。

再者，测量的时候，前臂和手掌也要放松，不要绷劲，更不要攥拳头，要放松，尽量做到自然，否则很可能影响到血压的测量结果。

➡ 第三步，绑。

所谓绑，自然是指绑袖带了。在绑袖带的时候，一般都遵循两个"一指"的原则。第一个"一指"，指的是袖带绑缚的位置，不能太靠前，也不能太靠后，而应该绑在肘窝上方一横指的地方。第二个"一指"，指的是袖带的松紧程度，不能太松，也不能绑得太紧，一般来说，应该以袖带内侧能伸入一根手指为宜。

➡ 第四步，放。

放，指的是放听诊器。众所周知，测血压的时候需要用听诊器听，而听诊器则应该放在肱动脉的位置。有人说肱动脉不好找，但事实上想要找肱动脉并不难，只要沿着小拇指的方向从手掌向肘窝一路挪动，很容易就能感觉到肱动脉的搏动。

当然，必须注意的一点是，听诊器并不是放得越靠里越好，一般来说，听诊器都要安放在袖带的外部而不是内部。

➡ 第五步，压和放。

将袖带绑好、听诊器放好之后，下一步自然是要加压测血压了。测血压的时候，需要通过不断地捏压力囊（橡皮球）给袖带来加压。加到什么程度呢？一般是动脉搏动消失后水银柱再次升高 4.0 千帕（30 毫米汞柱）的时候。

加压之后，自然是放气。通常情况下，放气的速度都比较缓慢，大概在每秒 0.3~0.8 千帕（2~6 毫米汞柱）之间。若是被测者的心率较为缓慢，则这个数值还可以相应地微调。

➡ 第六步，听。

我们都知道，血压有两个数值：一个是舒张压，一个是收缩压。收缩压和舒张压是不是在正常范围内，是判定血压是否升高的标准。那么，怎么听呢？

一般来说，在加压到一定程度开始放气之后，第一次听到血管搏动的声音时，测压器上显示的血压数值便是收缩压。

收缩压出现后，不要停顿，继续放气，当肱动脉的搏动突然由强变弱或者肱动脉搏动的声音突然消失的时候，这时测压器上显示的数值便是舒张压。舒张压出现之后，压力气囊中的气就可以迅速地放干净了。

➡ 第七步，看。

要说起来，第六步和第七步实际上是同时进行的，在听的同时自然要注意测压器上的数值。若是使用水银血压计和气压表式血压计自然要看刻度，看的时候视线要和刻度平齐。若是使用电子血压计，直接看测压器上显示的数字就可以了。

的确，测血压并不是难事，不过若是使用水银血压计，则需要具备一定的操作知识。另外，在测完血压之后别忘了关掉控制阀门，也别忘了测完后倾斜血压计，让水银回流。

最后，特别提醒一下，有神经过敏症状或者经常焦虑不安的高血压患者并不适宜自测血压。这类患者若想准确判定病情并对症用药，则还是去医院比较好。

测量血压时应注意什么

现在，许多高血压患者或者有老年人的家庭都很乐意在家中常备一台血压计，以便随时了解自己的血压状况并根据血压状况来调整自己的降压方案。自测血压虽然并不难，但测量前后要注意的事情还是有很多的。

1. 环境。

测量血压的时候一定要保证环境的安静和舒适。闹市中肯定是测不了血压的，杂乱的环境很容易让人焦虑和紧张。

2. 测前准备。

在测量血压之前，被测者的心情一定要放松，最好先安静地休息 10 分钟左右，不要想其他的事情，也不要做剧烈的运动，更不能抽烟、喝酒、喝浓茶或者饮用咖啡。另外，虽然测血压之前不用空腹，但最好还是要排空膀胱，不要憋尿，否则会影响被测血压的准确性。

3. 测时注意事项

心情放松是前提，测量血压的时候还有一些小细节需要额外注意。比如，绑袖带的时候不能太松也不能太紧，要以能放进一指为宜；比如，电子血压计的压力传感器和水银血压计的听诊器要放在肘窝下缘肱动脉的位置；比如，测量血压时，被测者的肘窝高度要与心脏平齐，等等。

另外，无论是谁，血压都是时刻变化的，所以，一时一刻的血压升高并不能说明什么问题，因此，在判定高血压的时候应该反复多次测量。当然，如果本身就是高血压患者，测量血压的频率就不宜过于频繁，一般 1 天 1 次或者每周 3~4 次就可以了。每天多次测量血压完全没有必要，而且频繁地测量也很容易引起血压升高。

再者，若是需要在一定时间内多次测量血压，则千万不要过于急切，前一次测量和后一次测量之间至少要间隔 3 分钟的时间，一般间隔 5~10 分钟比较合适。

4. 四定原则

测量血压并不是玩闹，自测血压数值准确与否和治疗息息相关，因此，患者一定要注意做到"四定"。

（1）定时间。同一个人一天中的不同时间血压值是不同的，要想更准确地了解自身病情的变化，给医生提供更准确的参考数据，患者在自测血压的时候一定要选取固定的时间。比如都在上午 8 点测，或者都在晚上 6 点测。时间可以根据自身的具体情况进行选择，但一定要固定，不要今天 1 点测，明天 2 点测，后天 11 点测。

（2）定姿势。在测量血压的时候，有的患者喜欢坐着，有的患者喜欢躺着，这没什么大不了，不过需要注意的是，在选择了一种测量姿势之后就不要轻易改变了。换句话说，平时测血压的时候，要么你就一直躺着，要么就一直坐着，不要今天是坐姿，明天又是卧姿，否则很可能导致测量数据对比不准确。

（3）定部位。顾名思义，定部位就是在测量血压的时候尽量做到选取同一部位。举个例子来说，今天你在左上臂上测的血压，那么明天测血压的时候还要在左上臂，不要换成右上臂或者其他位置。

（4）定器具。即便是同一个人，用不同的血压计测量的血压也是不同的，哪怕是同一种血压计，这一台和那一台测量的结果也可能存在细小的偏差，因此，在测量血压的时候最好长期使用同一品种同一台血压计，不要轻易更换。如果一定要更换，也注意要尽量更换同品种同型号的。比如，若是一直用 A 品牌的水银血压计，则不要轻易改用 B 品牌的，更不要轻易换用电子血压计。

● 排除继发性高血压的检查都有哪些

"治愈"这两个字对许多高血压患者来说，就是一种奢望。高血压一旦得上就会伴随终生，只能控制、调养，"除根"基本上是做不到的。然而，凡事都有例外，高血压自然也一样。

调查显示，95% 以上的高血压患者根本就没有机会和高血压说再见，但剩余 5% 的患者却还有一丝希望，原因就在于他们是继发性高血压的患者。

前面我们已经介绍过，按照病因的不同，高血压可以分为原发性高血压和继发性高血压两种。原发性高血压的发病原因不明，治愈的概率小得可怜；但继发性高血压的发病原因却很明确，只要对症下药，根除发病病灶，就很可能被治愈。

那么，怎么确定自己得的是哪种高血压呢？方法很简单，做一些检查就可以了。

1. 肾脏检查

引发继发性高血压的疾病有很多，但在所有的诱因中，肾脏疾病无疑是最严重的一个。除了原发性高血压，继发肾性高血压是高血压中最常见的一种。

肾这个器官，在很多时候都会被人忽略，它不像心脏霸道，也不像胃时不时地就宣示一下自己的存在。肾的性格很内敛，平时都默默无闻，然而，在人体中，作为"清道夫"的肾却不可或缺。肾脏一旦出了毛病、有了损伤，不管是什么毛病、什么损伤，都有极大可能引发高血压。因此，在判定高血压类型的检测中，肾脏检查从来都不可或缺。

血清肌酐是高血压排除检查中必须要检测的一项，医生也是根据肾小球中血清肌酐的水平来判定患者是否患有继发性高血压。一般来说，若是患者体内的血清肌酐水平远远高于正常水平，则患高血压的可能会非常大。

尿检是测定血清肌酐水平的最有效方法。通常，医生会对患者 24 小时内的尿液进行留取，或者通过注射适量药物加速排泄来测定肾脏功能。另外，肾上腺彩超、肾 CT、肾动脉造影等都是最常规的肾脏检查手段。

当然，有的患者患病已经有一段时间，医生甚至能够单纯地通过听诊器听出肾脏病变部位中的杂音。

2. 内分泌系统检查

很多时候，内分泌系统异常都是造成高血压"上门"的主因，因此，要想确定自己是不是患了继发性高血压，对内分泌疾病的检查自然也必不可少。

在所有内分泌性高血压中，嗜铬细胞瘤、原发性醛固酮增多症、库欣综合征是最常见的三大致病因素。它们很可怕，但想要检测出来并不难。进行血检、尿检和相对应的器官 CT 和超声波检查就够了。

若是患者存在心悸气短、视觉模糊、大量排汗、面色惨白、血压阵发性或持续性升高的症状，则血压的升高很可能与嗜铬细胞瘤有关。当然，想要确诊还要检测患者尿液或血液中的儿茶酚胺含量以及香草基杏仁酸的含量。

若是患者有并发低血钾症状并且有中重度血压升高的临床表现或者有原发性醛固酮增多症家族史，则在做排除检查的时候，最好做血检，检测一下血液中的醛固酮含量是不是超标；若超标，则再做一下肾上腺彩超来确定下病变程度。

若是患者有满月脸、毛发增多、水牛背、皮肤紫纹等发病症状，则多半是患上了库欣综合征。肌体内皮质醇增多是导致库欣综合征的主因，因此，在排除检查中应该做一下尿检，确定 24 小时尿游离皮质醇含量，或者根据病情的发展程度做一次大剂量或小剂量的地塞米松抑制测试。

3. 甲状腺检查

虽然甲状腺性高血压在高血压中发病比率并不高，但总归还是有发病的可能的。因此，当患者除了血压高还伴有浑身无力、手抖、频繁出汗、怕热等症状时，患者最好去做下血液检查，通过血液检查来判定甲状腺功能是否异常。如果异常，则患者很可能患上了继发甲状腺性高血压。

4. 其他检查

除了上述 3 种原因外，主动脉缩窄、睡眠呼吸障碍等也很有可能引起继发性高血压，因此在做排除检查的时候也应该多多注意。

如果患者的下肢血压明显比上肢低、腹部血管杂音强烈而且年纪较轻，那么他（她）多半就是主动脉性高血压的患者。当然，要最终确诊，患者还需要进行血管超声波检查和血管动脉造影检查。

至于有睡眠呼吸障碍的患者，不需血检，也不需要尿检，做个多导睡眠监测就可以了。

另外，不恰当的用药也是导致高血压发病的原因。患者在就医的时候应该和医生说清楚，尤其是服用过可卡因、糖皮质激素、抗抑郁药、性激素药物的患者，一定要特别注意。

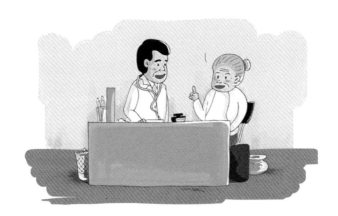

● 高血压治疗中要注意定期随诊

高血压是一种慢性多发性疾病,治疗高血压是一个漫长的过程。虽然,我们无数次地强调要"早发现、早治疗",但这并不代表着治疗高血压就是我们生活的全部。很多时候,只要血压控制得好,高血压患者和健康的人就没有什么区别。患者本人也没必要时刻都为自己的疾病担心,只要定期做做随诊就够了。

所谓随诊,就是随时诊治的意思。一般情况下,大多数医生都会叮嘱高血压患者要注意随时关注自己的身体,看身体有没有不适的症状发生,这种不适的症状发生后有没有产生新的病变状况。如果有不适或者原有的不适症状出现了新的不明变化,患者就要即时就诊。

这里所说的就诊,可以是去社区门诊,也可以去大医院,或者给自己的主治医生打电话咨询,等等。或许,在诊治的过程中,因为涉及的病因、病理、并发症等较多,患者需要奔忙于各个科室,接诊的医生多数时候也不是专家;这个时候,患者不要气馁,也不要怀疑。高血压是一种很常见的疾病,不是专家诊治也不要紧。除非病情发展到极度严重和复杂的程度;否则,是不是专家坐诊真的不是特别重要。

另外,根据患者病情、体质等的不同,随诊的情况也不同。一般,医院虽然要求患者定期随诊,但"定期"的期限却并不确定,可以是一个月,可以是三个月,也可以是半年,到底是多少,还是要听医生的。

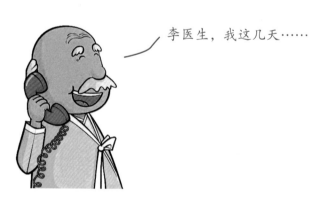

李医生,我这几天……

● 被诊断为高血压后要立即行动

"早发现，早治疗"这句话，我们不知道唠叨了多少遍，读者也听得不胜其烦，但不可否认的是，这句话才是面对疾病最正确的态度。

在日常生活中，许多高血压患者在得知自己患病之后，要么不愿意吃药，乐观地认为自己身体底子好，过段时间自然就好了；要么盲目悲观，认为反正都没法完全治愈，那干脆不治了；要么就过度自信，认为自己比别人懂得多，医生的水平不够，不遵医嘱，自己乱吃药；要么就态度漠然，不难受就不吃药……凡此种种，都是不对的。

有这样一个历史故事：春秋时，扁鹊初见蔡桓公，蔡桓公的病情还不严重，但因为蔡桓公讳疾忌医，耽误了治疗，最后病入骨髓，无药可救。如此鲜明的例子难道还不足以让患者警醒吗？

一点火星，一脚就能踩灭；一团火焰，一盆水也能浇灭；但当星火燎原的时候，即便是大雨如瀑也难以熄灭。火是如此，高血压也是如此。早期的高血压病情十分轻微，即便不吃药，血压也能很好地控制；可到了中后期，随着病情的加重、并发症的增多，不仅血压的控制越来越难，而且诱发其他心脑血管疾病的概率也越来越大。因此，高血压患者一定要切记：早发现，早治疗，一旦被诊断为患有高血压一定要立刻采取行动。

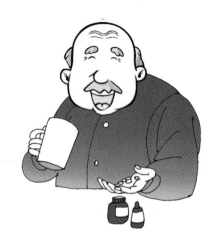

治疗高血压

根据病情的分类、分期、严重程度等，治疗高血压的方案各有不同。不过一般来说，治疗高血压无外就是自然治疗和药物治疗两种方法。药物治疗见效很快，可并不适合所有患者，而自然治疗（饮食治疗、运动治疗）则适合任意一个患者。

● 高血压的药物治疗

一般来说，假如血压不是经常性的"高人一等"，运动治疗和饮食治疗就完全能满足降压需要；但若是患者的血压一直居高不下，病情也发展到了一定程度，通过自然的人体调节已经达不到降压的目的，就必须采取药物治疗。

高血压的药物治疗可能很简单，也可能很烦琐，不同的病情要吃不同的药，即便是相同的病情，也要因人制宜，根据个人的体质、服药史、就医史、有无过敏药物、经济情况等来做出相应的用药调节。

哪些高血压患者需要药物治疗

患者老秦在得知自己患了高血压之后，买了一些进口的降压药服用，可吃了两个疗程之后，老秦的病情非但没有好转，还出现了一些不适症状。这下，老秦急了，赶紧到医院检查，检查之后才知道原来自己吃错了药，用药不对症，反而对身体造成了损伤。拿到检查报告后，老秦后悔不已，从此之后，再也不敢自作主张乱吃药了。

你是第二个"老秦"吗？你有没有不遵医嘱乱吃药呢？如果有，就赶紧停下来吧。不是所有的病都需要药物治疗，该怎么治疗，医生会给我们建议，通常情况下，高血压是不需要服药的，只有二级高血压或二级以上高血压患者以及高危或极高危高血压患者才需要用药治疗。一级高血压患者或者靶器官并没有出现器质性和功能性损害的患者，完全没有必要吃药，只要自然治疗就足够了。

根据病情选择相应的药物

现在，市面上出售的降压药有很多种，如呋塞米、美托洛尔、酚妥拉明等，这些药看起来都是降压的，但要不分青红皂白地乱吃却很有可能引起一些不良后果。比如呋塞米是利尿的，酚妥拉明是一种阻滞剂，两者能不能配合使用，要听医生的。要是用错了，非但没效果，还会起反作用，前面我们提到的老秦就是吃了这种亏。所以，服用降压药可以，但前提是一定要根据自己的具体病情来做出最正确的选择。

常用口服降压药的种类

现在，临床上常用的降压药物一般分为 6 类，分别是 α 受体阻滞药、β 受体阻滞药、降压利尿药、血管紧张素转化酶抑制药（ACEI）、血管紧张素 II 受体拮抗药（ARb）和钙离子拮抗药。

下面，我们就来具体介绍一下这 6 种类型的降压药。

▶ **1. α 受体阻滞药**

α 受体阻滞药是临床中很常见的一类降压药物，它发生作用的原理是调节新陈代谢。

这样说或许有些笼统或者模糊，那么我举个例子来说。假如人的血管就是一根自来水管，血压是水管中的水压，那么降压的方法无外几种：加粗自来水管、调小水泵动力、适量放掉一部分水管中的水等。而 α 受体阻滞药实际上就是用来加粗"水管"的。

当然，这里的"加粗"只是一个比喻，并不是说我们的血管真的变粗了，而是说通过药物治疗让人体收缩的外周血管得到一定程度的放松。或许你还不知道，α 受体本就是分布在外周血管周围的一种受体，当人体内的儿茶酚胺和 α 受体产生作用时，外周血管就会收缩，从而令血压升高。所以，要想降压，阻断 α 受体和儿茶酚胺之间的作用便是关键，而 α 受体阻滞药正是在这种情况下应运而生的。

一般来说，α 受体阻滞药分两种：一种是非选择性 α 受体阻滞药，如酚妥拉明；另一种是选择性 α 受体阻滞药，如多沙唑嗪、特拉唑嗪等。在临床上，因为非选择性 α 受体阻滞药服用时多伴有心悸、眩晕等症状，所以除了在治疗嗜铬细胞瘤引起的继发性高血压时用到外，非选择性 α 受体阻滞药很少用于高血压治疗。即便是首剂反应不太明显的新型选择性 α 受体阻滞药也很少单独应用于临床，大部分时候都是和利尿药、β 受体阻滞药一起联合使用。

▶ 2. β 受体阻滞药

前面我们已经说过,要降低"水管"中的水压,除了加粗水管外,还有一个方法就是调小水泵动力。众所周知,人体的"水泵"就是心脏,而要调小心脏动力、降低心肌的收缩力,β 受体阻滞药是不二的选择。

β 受体阻滞药和 α 受体阻滞药一样,都有非选择性和选择性两种。常见的非选择性 β 受体阻滞药有普萘洛尔、索他洛尔等;常见的选择性 β 受体阻滞药则更多,如美托洛尔、比索洛尔、阿替洛尔等;另外,兼具 β 受体阻滞和 α 受体阻滞双重作用的卡维地洛在临床治疗中也备受推崇。

四十多年前,β 受体阻滞药的发明者詹姆斯·W. 布莱克或许从来都不曾想过,有一天,他的发明会成为高血压患者的福音,但事实绝对如此。作为一种常见的降压药和一种老牌的心血管疾病治疗药,β 受体阻滞药能够很好地阻滞分布在心脏上的 β 受体和心脏之间的联系,从而使心肌收缩力下降、心率变缓、血压降低。

不过,凡是药物总会有副作用。β 受体阻滞药虽然在降低血压、保护心脏方面成就不俗,但对患有 II 度心脏房室传导阻滞、III 度心脏房室传导阻滞、急性心功能不全的患者来说,它就是梦魇。而且,β 受体阻滞药会降低胰岛素含量,所以有糖尿病的高血压患者在用药的时候还需慎重。此外,妊娠期妇女也不宜服用 β 受体阻滞药,它会影响胎儿发育。

▶ 3. 降压利尿药

利尿药,顾名思义,就是用于利尿的。利尿的目的,就是多放掉一些"水管"中的水。

排尿是人体很正常的生理现象。通过排尿,人体能自我调节,清除体内多余的水分,同样,也带走了血液中的部分水分。水分减少,外周血管所承受的阻力降低,相应的压力自然也就跟着降了下来。

降压利尿药的原理很简单,临床效果也很好。半个多世纪了,降压利尿药从来都没有离开过降压一线,和 α 受体阻滞药、β 受体阻滞药这些新秀相比,降压利尿药更具备老大哥的派头和风范。

降压利尿药的家族很庞大,成员也十分繁杂,但大体上还是分为三个体系:一是噻嗪类利尿药,一是袢利尿药,一是保钾利尿药。人们耳熟能详的氢氯噻嗪、吲达帕胺就属于噻嗪类利尿药,这类药物是通过对肾皮质集合系统的作用来达到利尿效果的,但对肾功能不全的患者效果很微小。而呋塞米、布美他尼等袢利尿药因为是直接作用于袢髓质，所以功能更强大一些，对肾功能不全的患者也有明显效果。

当然，有利有弊，无论是噻嗪类利尿药还是袢利尿药，其作用的原理其实都是排钾利尿，因此在服药的时候很可能造成患者体内血钾浓度的异常。而保钾利尿药却没有这些缺点，因此，在临床上要更受欢迎一些。目前，市场上最常见的保钾利尿药有螺内酯、阿米洛利、氨苯蝶啶等。

▶ 4. 血管紧张素转化酶抑制药和血管紧张素Ⅱ受体拮抗药

血管紧张素转化酶抑制药（ACEI）、血管紧张素Ⅱ受体拮抗药（ARb），光这拗口的名字就让人有些云里雾里的感觉，但其实 ACEI 和 ARb 的作用对象实际上都是血管紧张素Ⅱ。

血管紧张素Ⅱ，很多人大概连听都没有听过，能够让人体小动脉收缩、醛固酮含量增加，从而导致人体血压升高。当然，人类的智慧总是无穷的，ACEI 和 ARb 就是专门针对血管紧张素Ⅱ而开发的降压新药。其中，ACEI 类药品能有效地阻止血管紧张素转化为血管紧张素Ⅱ，ARb 类药品则能有效切断血管紧张素Ⅱ和受体之间的联系。两者双管齐下，血管紧张素Ⅱ再想作恶那是绝对不可能了。

相比于其他老牌的降压药，ACEI 和 ARb 不仅在降低和控制血压方面有独到的造诣，而且还能够延缓高血压引发的靶器官损伤、降低相关心脑血管疾病发病率、提高胰岛素抵抗。它们的问世，对有糖尿病、蛋白尿、肥胖症的高血压患者来说，无疑是最美好的礼物。

虽然 ACEI 和 ARb 家族起步于 20 世纪 80 年代，发展较晚，但到目前为止，市场上流通的 ACEI 和 ARb 药物已多达三四十种。其中，著名的 ACEI 类药物有卡托普利、贝那普利、福辛普利、依那普利、西拉普利等，常见的 ARb 类药物有氯沙坦、奥美沙坦、厄贝沙坦、坎地沙坦、替米沙坦等。

当然，凡事都是相对的，有优点就有不足，ACEI 和 ARb 的降压效果明显，但副作用也不小：服用 ACEI 和 ARb 类药物，多会造成体内血钾升高、肾脏相对缺血，严重时会引起神经性血管水肿，孕妇服用更会造成胎盘畸形。因此肾功能不好的高血压患者还是慎用或禁用为好。

▶ 5. 钙离子拮抗药

钙离子拮抗药，又名钙通道阻滞药，是高血压临床治疗中应用最广泛的一种处方药。它通过对钙离子通道的阻滞作用，能有效降低心肌的收缩功能和外周血管外的阻力，在调小"水泵"动力的时候还能加粗"水管"，可谓神通广大。

一般来说，钙离子拮抗药分为两类：一类是以硝苯地平（缓释片和控释片）、氨氯地平、尼卡地平、拉西地平、非洛地平缓释片为代表的二氢吡啶类拮抗药；一类是以地尔硫䓬缓释剂、维拉帕米缓释剂为代表的非二氢吡啶类拮抗药。

通常，钙离子拮抗药起效都非常迅速，并且服用的剂量越大，药效越明显，不良效果也很少，但因为非二氢吡啶类药物在降低心肌收缩力方面效果过强，所以并不适合患有心功能不全等心脏疾病的患者，也不适合与 β 受体阻滞药并用，二氢吡啶类拮抗药则没有这方面的限制。不过是药三分毒，钙离子拮抗药虽然很强大，但在用药早期，部分患者难以避免地会出现一些诸如多尿、头晕之类的症状。这个不用担心，服药一段时间后，这些症状自然就会得到缓解。

联合用药知多少

高血压是一种非常顽固的终身性疾病，想要打赢它、保护自己的健康任重而道远。不过，未战先馁可不是什么好态度。事实上，在患者与高血压的战争中，胜利的天平一直在不断地向着患者倾斜，因为患者手中有"武器"——降压药。

α 受体阻滞药、β 受体阻滞药、降压利尿药、ACEI 和 ARb、钙离子拮抗药，六位"勇士"，每一位都身怀绝技。然而，高血压是个非常难缠的敌人，六位"勇士"不管是单靠哪一位都不可能将其彻底打败，因此，为了彻底打倒敌人，强强联合自然就成了最明智的选择。

强强联合的意义正是取长补短、相互促进，因此在降血压的战役中，用药也要讲究互补，要注意各类降压药之间的相互作用。

一般来说，哪怕是降压效果最显著的钙离子拮抗药，单一使用时，降压、控压水平都很难令人满意；其他类型的降压药更是"偏科"严重、短板明显。因此，为了达到更好的降压效果，医生们使出了强强联合、联合用药的"绝招"。

不要担心副作用会叠加，在巧妙地搭配之后，各类药物所产生的副作用不但不会叠加，还会相互抵消和减少，药效也更强、更有力，一加一的结果不是等于二、小于二而是大于二。举个例子来说，单纯使用降压利尿药很可能诱发高肾素血症，单纯使用 β 受体阻滞药更容易造成人体内水钠潴留；但当 β 受体阻滞药和降压利尿药一起使用的时候，因为两者相互作用的关系，水钠潴留和高肾素血症却相互抵消，不见了。

中医用药讲究"君臣佐使""五行阴阳调和"，西医用药也讲究"配伍"，而具体到高血压的治疗方面，联合用药的典范也有不少。比如降压利尿药搭配 β 受体阻滞药，比如二氢吡啶类钙离子拮抗药搭配 β 受体阻滞药，比如钙离子拮抗药搭配利尿药或 ACEI（ARb），比如降压利尿药搭配 ACEI 或 ARb 类药物，比如 α 受体阻滞药搭配 β 受体阻滞药等。当然，除了上述这些搭配，临床治疗中根据患者本身病情的不同，医生也会因人而异地进行其他药物搭配。所以，即使你手中的药物并不是按照上述组合搭配的，你也无须怀疑什么，其他的什么都是次要的，只有药效好、降压效果好才是最重要的。

当然，有利就有弊，联合用药的好处不少，可弊端也有一些，那就是药量。不管是医生怎么为你搭配用药方案，但药效还是需要剂量来保证，就算是每种药每次只吃两三片，那么各种药加起来也会有十几二十片。虽然说很多患者都知道这样吃药对自己的病情有好处，但一次吃这么多药，而且还要一天吃好几次，这样的服药频率实在让人望而生畏，因此许多患者有意无意地就漏服或少服了。一次两次没什么关系，但长期如此，漏服或少服对治疗肯定是没有好处的。

复方降压药是利用现代医药技术把适量的具有协同互补作用的不同类型降压药凝缩到一起的药物。有了它，患者再也不用面对大量的药片心惊胆战，更不用为每天频繁地服药而发愁了。1 天 1 次、1 次 1 片服用复方降压药就能搞定高血压了。

现在，临床应用比较多的复方降压药有复方利血平氨苯蝶啶片、氯沙坦钾氢氯噻嗪片、缬沙坦氢氯噻嗪片、厄贝沙坦氢氯噻嗪片等，不过相比于联合用药，这些复方药的价格要稍稍高一些。

老年人服用降压药时应该注意什么

据调查，近 10 年来，我国的高血压患者人数激增并伴有病体年轻化的趋势，然而在数以亿计的高血压患者大军中占据绝对主力的还是老年人。伴随着年龄的增长，老年人的身体机能减退、代谢减慢，因此动脉粥样硬化、脑梗死等各类疾病纷至沓来，高血压也悄然而至。

目前，在我国，有很大一部分老年高血压患者患的都是单纯收缩期高血压，这些患者的舒张压很正常，只有收缩压高于正常水平。

或许，有的患者会庆幸：你看，我还有一个血压是正常的。但这种认识是错误的。调查显示，单纯收缩期高血压不仅对靶器官的伤害更深，而且比普通的高血压（收缩压和舒张压都高）更容易诱发各种致命的心脑血管疾病。另外，患上单纯收缩期高血压的老年患者还经常出现体位性高血压和直立性低血压的状况。再者，市面上的降压药还没有细化到单纯就降舒张压的程度，因此在治疗上也存在一定忌讳。老年患者们时常担心："我的舒张压本来是正常的，服药之后成了低血压怎么办呢？"还有，大多数老年人的心脏、肝、肾等功能都有不同程度的损伤或减退，也有高脂血症、糖尿病、冠心病等其他疾病，而且他们还是血压晨峰（清晨的时候血压骤然升高）最主要的受害者，因此老年患者在用药的同时，要注意的其他细节非常多。

➡ 1. 适当限盐、适量运动。单纯收缩期高血压患者因为在治疗中所服药物有一定的副作用，可能造成低血压等，所以一般不宜过度服药，还是采用饮食和运动相结合的自然疗法为宜。

➡ 2. 老年患者的中枢神经系统相对要脆弱许多，所以诸如可乐定、利血平这一类抑制中枢神经的降压药，老年患者最好禁用或者尽量少用。另外，甲基多巴、胍乙啶等会造成老年患者低血压的降压药在使用的时候要慎之又慎。

➡ 3. 老年高血压患者的新陈代谢系统"怠工"，对很多药物都很敏感，并且常有其他疾病，因此在用药之前一定要做好相应的检查，不要造成不当用药和用药过量。再者，老年人的自我调节能力减弱，对药物的吸收效果也不是非常理想，因此，在用药的时候一般不宜采用大剂量，而应该采用小剂量，否则过犹不及。

● 高血压的自然疗法

或许，很多患者已经习惯了服用药物，又或者"不吃药"的治疗总是让人忍不住心生疑窦，但如果药物治疗是高血压治疗这棵树最繁茂的分枝，自然治疗就是主干。没有了分枝或许大树看上去会不那么翁郁亮眼，但没有了主干的话，大树的结果就是枯萎。

日常生活中，有些高血压患者过度迷信药物的作用，忽略了自然治疗的作用，这是不对的。要知道，自然治疗才是高血压治疗的基础，相应的，改善不良的生活习惯则是重中之重。

有人说："所有的高血压实际上都是由人类的不良习惯引起的。"这句话或许过于武断，但也不是没有道理。事实上，有70%以上的高血压患者生活中存在着种种不良习惯，比如口味重、嗜盐、爱吃垃圾食品和油炸食品，又比如不爱运动、作息不规律、经常熬夜、晚睡晚起、吸烟、酗酒、脾气暴躁、自我加压等。因此，要想有效控制和治疗高血压，改善不良生活习惯必不可少。

饮食疗法：少盐，适当的热量和均衡的营养

饮食疗法，顾名思义，就是要改变和纠正高血压患者不良的饮食习惯，让患者吃得更健康、更舒心、更快乐。什么能吃，什么不能吃，怎么吃对病情更有利，这些都是有学问的。

一般来说，通过饮食来调节高血压必须要遵循三个原则：少盐，适当热量，均衡营养。

少盐这一点不需要多说。我们都知道盐摄入过量是引发高血压的重要因素之一，要想降血压，限盐、控盐、少盐自然是必不可少的。当然，少盐并不是说不吃盐，盐中富含的钠元素是人体必需的微量元素，不吃也容易得病。

热量也是一样，没有热量摄入，人体的正常运转就会出现问题，可热量和脂肪摄入过多又容易引发肥胖、高血压，因此，摄入适当热量也是饮食治疗中需要遵循的原则之一。

再者，人体每天都在进行着各类交换、反应和五花八门的代谢活动，不同的活动需要不同的元素支持，这也就要求我们不能挑食，吃饭的时候尽量做到营养均衡。不要爱吃什么就拼命地吃，不爱吃什么就一口都不吃；

否则不仅对胃不好，对血压更不好，因此必须注意。

运动疗法：生命在于运动

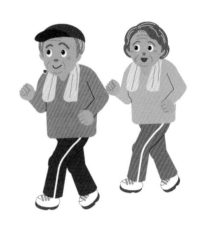

大家都知道："生命在于运动。"这没错，一个运动健将的身体素质绝对比一个不爱运动的人要好。身体就像机器，虽然出厂的时候型号和状态基本上都差不多，但这台机器最后究竟如何，耐受力怎样，还要看后期保养。保养靠什么？运动。

爱运动的人体格相对都比较强健，对疾病的抵抗力和免疫力也比其他人相对要高。高血压虽然是一种慢性长期疾病，但这个道理同样适用。

很多时候，患者们总是质疑：运动的目的是什么？

其实，运动的目的很多，总结起来有两个：一个是消耗体内多余的能量，让人体的能量达到出入平衡；另外一个则是改善体质、促进体内各种代谢和循环的运行。适量运动可达到控制和降低血压的目的。

当然，并不是所有的高血压患者都适宜通过运动来改善高血压，高血压患者运动的选择也有窍门，跳高、跳远、马拉松这类肯定是不行的，散步、慢跑、爬楼梯、游泳、打太极拳等倒是不错的选择。

经络疗法：利用人体大药房

经络是藏在人体内的大药房，如果好好地利用经络，通过按摩、刮痧、拔罐、艾灸等方法来调理脾、肝、肾的机能，就能达到通经活络、滋补肝肾、活血化瘀的功效，就能有效地改善高血压症状，维持人体健康。

第二章

控制饮食，
降压才能更顺利

　　高血压与饮食有着密切的关系。遵守一定的饮食原则，避免饮食的误区，注意摄取能降血压的营养素，合理安排饮食，才能使降压更顺利。

遵守饮食原则

　　吃饭是人体获取能量的最主要途径，吃得不好，不仅对健康不利，而且还会诱发多种疾病，高血压病也是其中一种。所以，要想控制血压，合理膳食、健康膳食必不可少，饮食原则也必须要遵守。

● 营养摄入应均衡

　　营养摄入是不是均衡，是不是合理，看似是一件小事，但却与高血压的防治息息相关。高血压的治疗涉及的营养元素有许多，比如维生素、蛋白质、氨基酸、脂肪酸、钙、镁、钠、钾、膳食纤维等。怎样妙手生花，用最普通的食材烹调出最美味、营养最均衡的食物，不仅是一种技术，还是一种艺术。

　　在中国，老百姓餐桌上的食物一般都分为两类：一类是主食，一类是副食。主食多为大米、面粉、玉米、荞麦等植物性食物；而副食则多为蔬菜、水果，还包括肉类、蛋类等动物性食物。五千年的饮食实践，早已经证明了这种饮食结构的正确性，而这样多元全面的饮食结构恰恰暗合均衡营养的要义。而高血压患者要如何做到饮食营养均衡呢？

　　答案很简单：饮食多元化。换句话说，就是变着花样地多吃各种类型的食物，比如肉、蛋、果、蔬，比如豆类、油脂类、五谷杂粮等都要吃；另外，不同类型的食物也要尝试各种吃法，还要多吃各种不同的小分类食物。比如，为了摄入更多的淀粉、糖类和膳食纤维，我们应该吃五谷杂粮，但五谷杂粮包括的类别有很多，不能光吃精制米面，也要吃些高粱面、玉米面、荞麦面。再比如吃肉，鸡肉、猪肉、牛羊肉、鱼肉、兔子肉等各种肉类都可以尝尝，吃的时候可以清蒸、红烧、水煮等。

　　"五谷为养，五果为助，五畜为益，五菜为充"，《黄帝内经》以精辟的语句阐述了吃的宗旨，阐述了均衡营养的重要性。哪怕不为治病，单单为了养生，在日常生活中，我们也要多多注意，时刻记挂着为嘴谋福利。

适量摄取优质蛋白质

蛋白质是人体的重要组成部分，失去它的生活难以想象，只要人体摄入的蛋白质稍有不足，身体就会发出明显的警告信号，比如免疫力下降、记忆力下降、血管壁变薄、贫血等，缺乏严重甚至还会危及生命。在临床治疗中，许多高血压患者因为害怕动物性脂肪摄入过量加重病情，所以长期吃素，可素食中蛋白质的含量和质量都严重偏低，这样的做法虽然从一定程度上缓解了病情，但长此以往会造成血管壁变薄、血管弹性变差，反而更容易引起患者血压的升高。所以，高血压患者完全没必要对蛋白质和脂肪畏若虎狼，适量摄取一些优质蛋白对防治高血压真的有利无害。

那么，什么样的蛋白质是优质的呢？判断标准很多，但最重要的一点永远都是蛋白质内氨基酸的含量和质量。

一般来说，蛋白质分为两种：一种是完全蛋白质，一种是不完全蛋白质。完全蛋白质中富含人体必需的八种氨基酸，能够为人体多种代谢或交换活动提供支持，能修补人体组织、促进细胞的生长；而不完全蛋白质中则缺少若干种人体必需氨基酸，既不能维持生命，也不能促进人体的生长发育，只能转化为热量供人体支取。相比之下，完全蛋白质自然要更优质一些。

蛋类、奶类、肉类（尤其是瘦肉）、鱼类、大豆和豆制品中富含的大多是完全蛋白质，玉米、动物结缔组织（如猪蹄）中含有的则多是不完全蛋白质，患者在日常饮食中要多注意。当然，通常情况下，植物性蛋白质在降压方面要优于动物性蛋白质，不过，植物性蛋白质多为不完全蛋白质，吃多了容易加重肾脏负担。所以为了减少摄入动物性蛋白质的同时也摄入脂肪的危险，高血压患者还是多吃些鱼类、蛋类比较好。

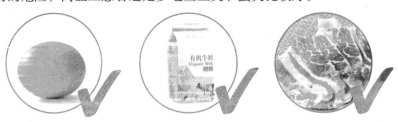

适量增加维生素的摄入

维生素，不是一种物质，而是所有人体所需微量营养物质的总称，它是有机化合物，不像蛋白质、糖类、脂肪一样能够通过人体内的一系列反应自己生成，也不能为人体提供必要的能量，但维生素在人体中不可或缺，少了任何一种，都可能给人体带来相当严重的损害。如缺乏维生素 A 容易患夜盲症，缺乏维生素 B_2 容易得口腔溃疡。

现在，已经发现的维生素就多达数十种。不同种类的维生素效果不一，同种类不同属性的维生素功能也五花八门，但总的来说，维生素的作用其实就是调节人体的新陈代谢，辅助糖、蛋白质、脂肪在人体内发生作用。很多高血压患者之所以得病就是因为新陈代谢系统紊乱，因此多吃富含维生素的食物对患者来说好处多多。

一般来说，维生素分为两大类：一类是脂溶性维生素，如维生素 A、维生素 D、维生素 E、维生素 K；一类是水溶性维生素，如维生素 B_1、维生素 B_2、生物素、烟酸、泛酸、叶酸等。蔬菜和水果是富含维生素的食材，尤其是红色、黄色、绿色、紫色等深色的蔬菜，比浅色叶片的蔬菜含的维生素要多一些；多数水果的维生素含量也比蔬菜要少很多，但猕猴桃和蓝莓却是例外，尤其是猕猴桃，其中富含的维生素 C 绝对能让蔬菜家族的很多成员都难以望其项背。另外，我们常吃的苹果、橙子、梨这些水果虽然维生素含量少于绿叶蔬菜，但却富含果酸、柠檬酸、苹果酸、葡萄糖，能有效地防治动脉粥样硬化，对许多老年高血压患者来说，是不可不吃的好东西。

当然，除了蔬菜和水果之外，很多肉类、蛋类、藻类、乳制品、豆制品中也富含维生素，比如鱼肝油、鳗鱼、奶酪中多含维生素 A，海藻中富含维生素 K，猪肉中富含维生素 B_1，蛋黄中富含维生素 D，鱼和大豆中含有烟酸。

最后，必须特别提醒的是，虽然市面上各种维生素片铺天盖地，让人眼花缭乱，但其实作用并不大。与其花"冤枉钱"去买各种维生素片，倒不如多花些时间做些食物，多吃些水果和蔬菜，又便宜又实惠。

只要饮食均衡，患者就不必过度担心缺乏维生素。假如 1 个成人每天都能食用 400 克蔬菜、300 克水果，而且蔬菜和水果的种类不是特别单一，就完全能够满足人体每日所需维生素量。要知道，不同的水果、蔬菜中富含的维生素是不同的，每一种蔬菜、水果中含有的维生素种类又有很多，所以，结合起来，维生素根本就不可能缺乏。若是高血压患者每天的餐桌上有三分之一的食物是绿叶蔬菜，降压就绝对不是一种奢望。

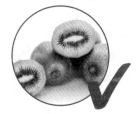 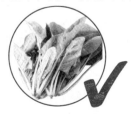 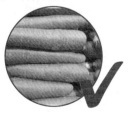

合理补钙能降压

有这样一个实验：将10名高血压患者平均分成两组，甲组和乙组。甲、乙两组的人服用一样的药物、吃一样的食物、做一样的运动、住在同一所房子中，唯一的不同是甲组的每个人每天早晨和晚上都要喝1杯牛奶，乙组的人则没有。2个月后，甲组的人体重平均下降了5千克，血压也平均下降了0.13千帕（1毫米汞柱），并且血压相比于乙组的成员要平稳得多。

这是为什么呢？答案很简单。牛奶中富含丰富的钙离子，钙离子是人体中必不可少的一种营养元素，不仅能够促进骨骼发育和新陈代谢，还可以燃烧脂肪、抑制肥胖，脂肪减少了，血管承受的压力自然就下降不少，血管的压力小了，人的血压自然也就跟着降了下来。

然而，虽然大量研究表明，喝牛奶对降压有好处，但还是有很多老年人不喜欢喝牛奶。我国居民的日平均钙摄入量不足400毫克，这与专家们建议的日平均钙元素摄入量（成年男性650~900毫克，成年女性600~700毫克）有着相当大的差距。

除了钙片之外，豆制品和奶制品是含钙量最丰富的食物，每天不用太多，喝上2杯牛奶，吃上一小碟豆芽，就可以补充人体所需钙质。这样划算的"买卖"，我们为什么不做呢？当然，有些患者体内乳糖酶比较少，喝牛奶会拉肚子，这个时候千万不要勉强，换成酸奶也有一样的效果。

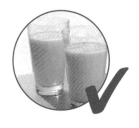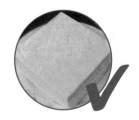

适当补钾可降压

和维生素一样，矿物质也是人体必需的，是人体许多功能系统的"润滑剂"，矿物质摄入不足也很容易导致人体健康出现问题。对于高血压患者来说，钙和钾是必须要补的矿物质。

和所有其他矿物质一样，钾元素也不能在人体内自我合成，补充钾的最主要途径便是饮食。但不知道是不是受传统饮食风俗的影响，中国人的菜谱中富含钾的菜肴还真不多，人们做菜的时候最习惯的是放盐，至于钾，没有多少人会在意，以至于钠和钾在膳食中的比例相差悬殊，达到了 3 ∶ 1。

3 ∶ 1 是个什么概念呢？或许很多人不明白，也没当回事，但实际上这种比例对人，尤其是对高血压患者，是最致命的。

众所周知，正常情况下，人体内钠和钾的含量是平衡的，相差并不大。钠离子喜欢在细胞外面活动，钾离子的"性格"则比较"恬静"，喜欢在细胞里面"宅"着。当两种离子的浓度相差不多的时候，细胞内外的压力也跟着达到一种微妙的平衡。但当人体摄入的盐分过多时，钠离子的浓度就会迅速上升，本就"性格外向"的钠离子在人多势众的情况下就会忍不住打破平衡强行到细胞里面去。这个时候，若是钾离子的浓度和钠离子的浓度一样高，两者势均力敌，钾离子自然能将钠离子驱逐；但若是钾离子的数量不足、浓度不够，钠离子就会长驱直入，钠离子、钾离子之间的平衡被破坏，细胞内压力增加，从而造成血管压力的增加，使得血压升高。

另外，钾离子还能扩张血管、加强血管壁韧性、降低外周血管阻力、保护血管、有效降低脑卒中等心脑血管疾病的发病率。研究表明，若是人体摄入的钠和钾的比例能保持在 1 ∶ 1，人体的血压就很容易保持稳定，高血压患者饮食中的钠和钾保持这个比例，收缩压能下降 0.5 千帕（3.4 毫米汞柱）左右。所以，适当补钾绝对是一种不错的降压良方。至于补多少，不要太多，太多了容易患上高钾血症，太少了效果又不大，因此，肾功能正常的高血压患者每天摄入的钾大于等于 4.7 克就好。至于肾功能不全的患者，为了避免加重肾脏负担，还是不要补了，就算真的要补，在补之前也最好征求一下医生的专业意见。

日常生活中，含钾的食物有很多，尤其是大头菜、小番茄、菠菜、油菜、黄豆芽、豌豆苗、冬笋、草菇、鲍鱼菇、空心菜、胡萝卜、香蕉、榴梿、草莓、猕猴桃、阳桃、开心果、香瓜、龙眼干、哈密瓜、红枣、葡萄干、番石榴、樱桃等，是补钾的最佳选择。

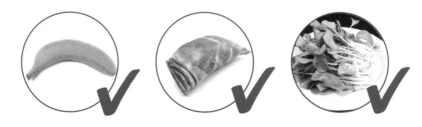

增加膳食纤维的摄入量

除了促进消化之外，膳食纤维最显著、最为人称道的其实是其吸附作用。膳食纤维的吸附力很强，有毒有害、致病致癌的各种"坏分子"都是它"下手"的目标，人体多余的钠盐也不例外。当这些"坏分子"在膳食纤维的强力作用下随着粪便、尿液一起排出的时候，人们自然会感到神清气爽，尤其是钠盐的排出，对降低血压很有帮助。

通常情况下，膳食纤维分为两种：一种是水溶性膳食纤维，一种是非水溶性膳食纤维。水溶性膳食纤维的吸附能力比非水溶性膳食纤维要强，而非水溶性膳食纤维则更擅长促进消化和排泄，并且因为非水溶性膳食纤维能帮助降低胆固醇和血糖，所以，对高血脂的患者来说，富含非水溶性膳食纤维的食物也是餐桌必备的。

我国营养学家根据中国人的体质特征建议居民每日应摄入 30 克左右的膳食纤维，然而，到目前为止，我国居民的日膳食纤维摄入量平均都不足 10 克，不得不说，这并不是什么好事。高血压患者，一定要多吃一些含膳食纤维丰富的食物，比如富含水溶性膳食纤维的各种蔬菜叶子，又如富含非水溶性膳食纤维的水果和海藻等。

调查显示，茯苓是所有家用食材中含膳食纤维最多的一种，平均每100 克中就含有膳食纤维 80 多克。另外，干山楂、干竹荪、高良姜、八角、红辣椒、尖辣椒、干裙带菜、甘草、罗汉果、藿香、咖喱、莱菔子、松蘑、茴香、香菇、小麦麸、银耳等食材中膳食纤维的含量也不少。

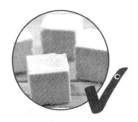 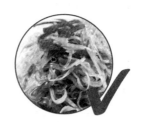

● 高血压患者需限制的食物

限制高脂肪食物的摄入

脂肪，是人类生命运转中必不可少的一种物质，人体内不能没有脂肪，但脂肪过量又会对人体的各类器官造成压迫，加重血管压力，从而引发高血压、高脂血症等多种疾病。因此，在日常生活中，对脂肪含量高的食物，我们一定要慎重食用，千万不能多吃。猪油、肥肉、羊油、奶油、牛油、皮脂等高脂食物绝对沾都不能沾，炸糕、油炸薯片、油条等用过量油脂烹饪的食物也要尽量少吃，即便是用棕榈油、椰子油等做的蛋糕也是少吃为宜。

另外，高血压患者在烹饪的时候一定要多使用对血栓和高血压有一定抑制作用的植物油，如玉米油、橄榄油、葵花籽油、大豆油、花生油等，但也不要多用。一般控制在每人每日 25 克左右，也就是白瓷勺 3 勺。若是迫不得已要用动物油，就尽量用脂肪含量相对较低的，而且尽量少用。

当然，限制并不等于禁止，含脂肪的食物还是要吃一些的，而且有一类高脂的食物，高血压患者是可以常吃的，那就是鱼。鱼肉中的脂肪含量并不低，但鱼肉的脂肪中含有的不是饱和脂肪酸而是不饱和脂肪酸。在降压方面，不饱和脂肪酸绝对是一件利器。调查显示，常年食用鱼类的人群罹患高血压的概率比其他不常吃鱼的人群要低很多。

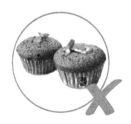
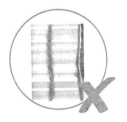
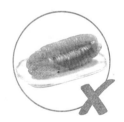

限制高胆固醇食物的摄入

胆固醇，是一种用于形成胆酸并构成细胞膜的物质，皮质醇、醛固酮等许多高血压致病激素的前体物质都是胆固醇。胆固醇摄入过量很容易造成血管硬化，致使血压升高。可以说，除了高脂肪之外，高胆固醇也是高血压发病的最大帮凶。

虽然，人体能自发合成胆固醇，但日常饮食中人们"吃"进去的胆固醇也有不少，比如说鸡蛋。鸡蛋中富含丰富的蛋白质，价格便宜，口味也不错，可以用来烹、煮、煎、炒，是餐桌上最常见的一种食材，然而蛋黄中大量的胆固醇却让人不得不对它敬而远之。要知道，1 个成人每天能够消化吸收的胆固醇只有 200 毫克，有了这 200 毫克，人体就能很轻松地完成所有和胆固醇相关的"工作"。胆固醇多了，对人体可不是件好事。要知道，即便是身体非常强健的人，日摄入胆固醇的含量也不应该超过 300 毫克，也就是说不能吃超过一个鸡蛋。高血压患者更要限制蛋黄的摄入量。

另外，除了鸡蛋，虾卵、蟹黄也要少吃，各种动物的内脏，如猪肝、猪心、猪脑、猪肾、鸡肝、鸡心、鸡脑、鸭肝等都是高胆固醇的食物，在食疗的过程中，高血压患者一定要注意不吃或者少吃。

再者，辛辣的食物、盐渍的食物、烈性白酒、浓咖啡等食物，高血压患者也要敬而远之。

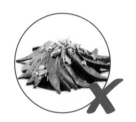 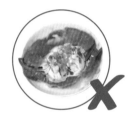 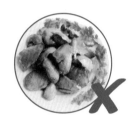

限制高热量的食物

若想要降压，则限制高热量食物的摄入量势在必行。

在很多人的眼中，食用高热量食品，如巧克力、热狗、比萨等，并不是什么大不了的事情；但对高血压患者来说，高热量食物就是一种慢性毒药。它不仅会使人体脂肪堆积、肥胖，还会诱发动脉硬化、高血糖、血管狭窄等病症。绝大多数无法被人体转化利用的热量还会给人体造成其他方面的负担。所以，爱吃不是错，多吃也不是错，但吃的同时，千万要记住限制热量，否则，降压和你永远都是两条平行线不会相交。

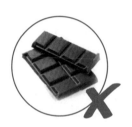  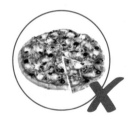

怎样安排日常饮食

● 知道自己应该吃多少

人体怎么摄入热量呢？没别的方法，主要还是靠吃。那么高血压患者每天究竟要吃多少才算适量呢？我们不妨自己来计算一下，计算方法分 5 步。

➡ 第一步，计算自己的标准体重

标准体重，也叫理想体重，是衡量一个人健康水平的重要标志之一，计算公式如下：

标准体重（千克）= 身高（厘米）–105。

举个例子，李先生是一名高血压患者，今年 40 岁，体型偏胖，是公交车司机，身高 175 厘米，没有其他疾病和高血压并发症，那么，李先生的标准体重就是：

标准体重 =175–105=70 千克。

➡ 第二步，计算 BMI

BMI 也叫体重指数，在国际上许多国家都用 BMI 指数来衡量一个人的肥胖程度。关于体重指数在前面的章节中也有介绍，在这再重复一遍。

体重指数（BMI）= 体重（千克）÷ 身高（米）^{2}。

一般来说，在中国，成人的 BMI 指标如下。

偏瘦或过轻：BMI<18.5

正常：18.5<BMI<23.9。其中，成年亚洲男性最理想的 BMI 数值为22，成年亚洲女性最理想的 BMI 指数则为 20。

超重：BMI ≥ 24。

偏胖：24<BMI<27.9。

肥胖：BMI ≥ 28。

重度肥胖：BMI ≥ 30。

极重度肥胖：BMI ≥ 40。

仍旧以李先生为例，李先生的身高是 1.75 米，体重是 80 千克，那么他的 BMI 指数就是：$80 \div (1.75 \times 1.75) = 26.1$，属于超重。

➡️ 第三步，确定体力劳动强度

不同的职业，劳动强度也不同，而劳动强度的差异则直接导致了热量需求的差异，因此，在计算一个人每日所需摄入热量的时候还需要提前确定其劳动强度。

按照我国相关的分级标准，体力劳动一般分为轻度劳动、中度劳动、重度劳动和极重度劳动 4 种。

1. 轻度劳动

轻度劳动，又称轻劳动，顾名思义，指的是劳动强度比较轻的活动。比如打字、缝纫、立式操作仪器、控制和查看设备等。通常，轻度劳动的主要用力部位都为上臂，脑力活动多于体力活动。教师、公务员、设计师、导演、作家、高级管理者、家庭主妇等从事的一般多为轻度劳动。

2. 中度劳动

中度劳动，劳动强度比轻度劳动要略大，又算不上是重度劳动，一般约定俗成的中度劳动有：手部、臂部的持续劳动，如伐木；手臂和躯干部为主要用力部位的劳动，如粉刷、除草、持续采摘蔬菜水果、收割农作物、锻造等；以手臂和双腿为主要用力部位的劳动，如驾驶卡车、拖拉机，操作大型机动运输设备等。另外，常常到处奔波的人也能算入中度劳动者的范畴，如销售员、保险推销员、出租车司机、设备维修工等。

3. 重度劳动

重度劳动，又叫重劳动，指的是一些对身体负荷比较重、劳动强度比较大、长期从事会对身体造成损伤的劳动，比如挖掘、搬运重物、锤锻等。建筑工地上的工人、传统砖窑厂的工人等都是重度劳动的从业者。

4. 极重度劳动

极重度劳动，指的是部分透支身体能量，对身体可能造成严重伤害的劳动，比如长期持续地搬运重物，夜以继日地挖掘硬土深坑或锤凿硬物等。

参照以上的标准，依旧以李先生为例，李先生是公交车司机，其劳动强度是中度劳动。

➡️ 第四步，确定每千克体重所需热量

前面我们已经提到过，因为劳动强度的不同，每个人每日需要摄入的热量也有所区别，具体情况如下。

轻度劳动者：每天每千克标准体重需要热量为 146.5~167.4 千焦（35~40 千卡）。

中度劳动者：每天每千克标准体重需要热量为 167.4~188.3 千焦（40~45 千卡）。

重度劳动者：每天每千克标准体重需要热量为 188.3~209.3 千焦（45~50 千卡）。

极重度劳动者：每天每千克标准体重需要热量为 209.3~230.2 千焦（50~55 千卡）〔也有一种说法是 251.1~293.0 千焦（60~70 千卡）〕。

还以李先生为例，李先生是公交车司机，属于中度劳动者，而且体形稍稍偏胖，那么从减肥和限制热卡摄入的角度来说，在计算热量值的时候，他应该选取 146.5~167.4 千焦（35~40 千卡）为宜。

第五步，计算每日所需的总热量

通过上面四步，所有需要确定的数据都已经知道了，最后，我们来计算一下每日所需的总热量：

每日所需总热量（即日热量摄入值）= 标准体重（千克）× 每日每千克标准体重所需的热量值（千焦）。

具体到李先生身上，李先生的日热量摄入值则为：

70 × 146.5=10 255 千焦

70 × 167.4=11 718 千焦

亦即李先生每日需要摄入的热量总值为 10 255~11 718 千焦之间，当然，一般情况下没必要精确到十位，因此李先生实际所需要的热量数值大概在 10 260~11 720 千焦之间。

● 学会制订"热量计划书"

热量计划书其实就是一份根据高血压患者每日需要摄入的总热量值而制定的食谱。当然,这个食谱怎么制定,食谱中各类食物要如何搭配也是有不少讲究的。

既然是食谱,自然是少不了各种食物了,然而食物和食物也是有区别的,1天只吃1个番茄,吃上几天肯定是要进医院的,富含维生素、矿物质、膳食纤维等营养物质的食物虽然对改善高血压好处多多,但不能占据食谱的首位,因为首位永远都是留给糖类、脂肪和蛋白质的。

糖类、脂肪、蛋白质是人类生存所必需的营养物质,它们提供着人体运转所需的绝大多数热量,在人体热量的转化中,它们也是绝对的主力军和生力军,因此,在制定食谱的时候,必须要率先考虑这三者,其他的都要靠后。

1个成年人每日所需的总热量中有15%~20%的热量来自蛋白质,有55%~60%的热量来自糖类,还有不高于25%的热量来自脂肪。

依旧以李先生为例,李先生每日所需要的热量总值在10 260~11 720千焦之间,我们以10 260千焦为例来计算,那么李先生每天所需要的三类主营养物质生成的热量如下。

> 蛋白质: 10 260 千焦 ×(15%~20%)=1 539~2 052 千焦
> 糖类: 10 260 千焦 ×(55%~60%)=5 643~6 156 千焦
> 脂肪: 10 260 千焦 ×25%=2 565 千焦

算出了脂肪、糖类、蛋白质每日在总热量中所占的数值,接下来,自然是要计算一下要产生相应数值的热量需要摄入多少脂肪、糖类和蛋白质了。

研究显示,一般情况下,1克糖或者1克蛋白质通过氧化反应能在人体中产生16.7千焦的热量,而1克脂肪在反应之后能生成37.7千焦的热量。按照这个比例来计算的话,主营养物质摄入量如下。

每日蛋白质所需质量（克）＝每日蛋白质供给热量（千焦）÷16.7

每日糖类所需质量（克）＝每日蛋白质供给热量（千焦）÷16.7

每日脂肪所需质量（克）＝每日蛋白质供给热量（千焦）÷37.7

按照上述公式计算的话，李先生每天需要摄入的蛋白质、糖类和脂肪的质量分别如下。

蛋白质:（1 539~2 052 千焦）÷16.7=92~123 克

糖类:（5 643~6 156 千焦）÷16.7=338~369 克

脂肪: 2 565 千焦 ÷37.7=68 克

知道了这些，然后再参照食物营养对照表，我们就能很轻易、很合理地安排自己的饮食了。

当然，若你是一个精益求精的人，希望将热量的分配计划精确到三餐，那么请记住，最合理的三餐热量分配比例为早餐 30%~40%，午餐 40%~50%，晚餐 20%~30%，还以李先生为例，他一日三餐的热量分配比例应该如下。

早餐: 10 266 千焦 ×（30%~40%）=3 078~4 104 千焦

午餐: 10 266 千焦 ×（40%~50%）=4 104~5 130 千焦

晚餐: 10 266 千焦 ×（20%~30%）=2 052~3 078 千焦

在保证饮食多元化的基础上严格遵守上面的饮食计划，限制热量，均衡三餐，长期坚持，高血压患者控制血压将不再是一件困难的事。

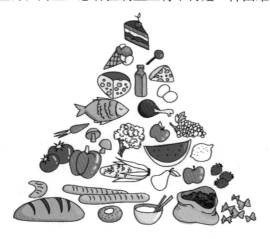

特别需要关注的饮食细节

所谓"食不厌精，脍不厌细"，做菜的时候如是，吃饭的时候也应该如是。吃饭是一件大事，也是一件小事，健健康康的人或许还有任性的资本和理由，但已经被高血压找上的人必须要把吃饭当作一件大事来对待，不仅要注意营养的均衡、配比的合适，还要额外注意一些饮食细节。

● 限制盐分的摄入

限制盐分可以有效地预防高血压

流行病学研究证实，高血压的发病与钠盐摄入过量有着十分密切的关系，甚至有的高血压患者之所以患病完全就是因为口味过重，平时吃盐吃得太多了。因此，要想有效地预防和治疗高血压，限制盐分的摄入至关重要。

前面我们已经提到过，人体的细胞内外经常会发生钠钾离子之间的作用，当两者的数量平衡时自然相安无事，可一旦钠离子"力量大增"，钾离子"节节败退"，细胞内外的压力就会发生变化，这种变化会直接导致血管压力增大，从而引发高血压。所以说，盐是个好东西，但吃多了有害无益。

世界卫生组织给出的每人每日适宜的食盐摄入量为5克，但在我国人均食盐摄入量却是10克，甚至北方部分地区的居民食盐摄入量达到了15克。要知道每人每天多摄入1克盐，血压就会相应地升高0.13千帕（1毫米汞柱），一些钠感受性强的人甚至会升高0.27千帕（2毫米汞柱）。吃盐多可不是什么好事。

在临床上，有不少患者根本无须采取药物治疗，只是单纯地限制盐分的摄入就能很好地控制血压，将血压降到正常水平。

当然了，盐分也不是说限制就能限制的，尤其是一些老年高血压患者，爱吃咸，口味较重，突然之间要他改变自己的饮食习惯，天天吃些寡淡无味的菜，他也受不了。所以限盐这事儿还得慢慢来，循序渐进。比如一开始减2克，等适应了，再减2克，这样做，不仅能达到限盐的目的，还不会让患者不适和难受。

警惕"藏起来"的盐

5克盐究竟有多少？啤酒瓶盖不去掉里面的胶垫，盛上盐，抹平，大概就是5克了。

目测一下，真是少得可怜。但没办法，世界卫生组织给出的人均最佳食盐用量是5克，高血压患者当然也应遵守这个标准，但出于健康的考虑，少吃一些似乎要更好。

怎么吃呢？把啤酒瓶盖中的盐分成三份，一日三餐，每一餐用掉一份？这方法简单，但很抱歉，这不科学。要真这么吃，限盐的目的肯定达不到，食盐摄入过量倒是很有可能。

为什么？因为除了食盐，我们平时吃的很多食物，如酱油、麻酱、方便面、咸菜、榨菜、鱼、香蕉、海贝、海藻中都含有盐分，而且还不少。其他的像火腿、咸鸭蛋、酱豆腐、鱼干、虾皮等"美味"食物，含盐量更高。

当然，空口无凭，没有具体的数据，很多人都会怀疑，但其实验证起来很简单，把各种食品的说明书拿来看看，单看含盐量一项，你就知道了。下面我会列举一些常见食物每100克的含盐量。

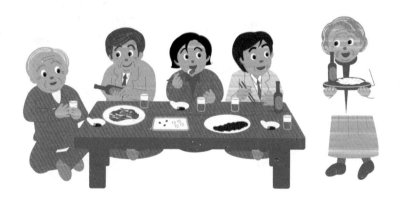

调味品	味精 20.7 克；酱油 14.6 克；花生酱 5.9 克；豆瓣酱 15.3 克；甜面酱 5.3 克；陈醋 2.0 克
酱菜类	苔条 12.6 克；酱大头菜 11.7 克；酱萝卜 17.5 克；酱莴苣 11.8 克；榨菜 10.8 克；萝卜干 10.2 克；腌雪里蕻 8.4 克；什锦菜 10.4 克；酱瓜 6.4 克
速食食品	方便面 2.9 克；咸大饼 1.5 克；苏打饼干 0.8 克；咸面包 1.3 克；法式面包 1.2 克；油条 1.5 克；牛奶饼干 1.0 克；麦胚面包 1.2 克
豆制品	五香豆 4.1 克；豆腐干 1.6 克；臭豆腐 5.1 克；兰花豆 1.4 克；素火腿 1.7 克
鱼虾类	虾皮 12.8 克；龙虾片 1.6 克；虾米 12.4 克；虾油 2.4 克；鱿鱼干 2.5 克；鱼片干 5.9 克
肉类	牛肉松 4.9 克；咖喱牛肉干 5.3 克；酱牛肉 2.2 克；咸肉 4.9 克；太仓肉松 4.8 克；保健肉松 5.3 克；福建肉松 3.6 克；午餐肉 2.5 克；叉烧肉 2.1 克；火腿 2.8 克；火腿肠 2.0 克；广东香肠 2.0 克；小红肠 1.7 克；红肠 1.3 克；烤鸡 1.2 克；生腊肉 1.9 克；熏猪肉 2.0 克
坚果	腰果 0.6 克；小核桃 1.1 克；花生米 1.1 克；炒葵花子 3.4 克
禽类	鸡肉松 4.3 克；扒鸡 2.5 克；炸鸡 1.9 克；盐水鸭 4.0 克；北京烤鸭 2.1 克；酱鸭 2.5 克；烧鹅 6.1 克
腐乳	红腐乳 7.9 克；白腐乳 6.2 克 桂林腐乳 7.6 克
蛋类	皮蛋 1.4 克；咸鸭蛋 6.9 克
海藻	干海带 7.1 克；干裙带菜 16.8 克

　　除了上述常见食物外，我们平时吃的各类加工食品、腌制食品中都含有大量隐藏的盐分，在日常饮食中一定要注意。当然，处处提防，成为惊"盐"之鸟也大可不必，只要养成良好的饮食习惯，平时多吃些清淡的菜，少吃零食，少吃快餐，少吃路边摊，其实就足够了。

学会烹饪美味的低盐食物

高盐有高盐的美味，低盐也有低盐的风情，关键不在食物，而在烹调的人，只要掌握了一些小窍门，低盐的食物就能让你满口生香、百吃不厌。那么这些窍门是什么呢？

➡ *1. 巧用香味食材*

世界上最神奇的事物不是其他，而是大自然。每年每天每个季节，大自然总会为我们提供一些鲜香的食材，比如草菇、香菇、海苔、海带、香菜、洋葱等，做菜的时候加入这些食材，食物的美味将成倍增加。不过需要注意的是，市场上出售的袋装干香菇、干海带大多都经过盐渍处理，购买的时候一定要看清含盐量。

➡ *2. 善用作料和调味料*

虽然很多作料和调味料中都含有盐分，但一般辛辣的调味料和作料中却没有盐，或者说不含钠。因此像芥末、大蒜、生姜、咖喱粉等作料，高血压患者完全可以放心食用。另外，花椒、胡椒、八角等也可以适量放一点儿。一些低盐的酱汤、酱油也可以斟酌着使用。不过，在用这些含盐调味料的时候一定要注意用量，尽量少用。

➡ *3. 中药材和酸味料*

做菜时加入一些中药材（红枣、当归、黑枣、枸杞等）或酸味料（糖醋、柠檬、菠萝、苹果、柚子、番茄等），能够让菜的风味更加独特。尤其是柚子、柠檬等酸味料中还富含维生素 C，对防治高血压很有好处。

➡ *4. 变换烹调手法*

中国是一个饮食大国，做饭的方法多种多样，通常炒菜中含有的盐分要多一些，因此，高血压患者可以改变自己的烹调手法，改用蒸、煮或者炖。这样不仅能丰富菜色，还能达到食疗、保健的目的。

➡ *5. 新鲜食材和牛奶*

比起在冰箱里放了很久的食材，新鲜食材的口感和营养都要更好些。而且新鲜食材本身的味道就已经够鲜香了，调味的东西，比如盐，就可以少放一些。

另外，我们还要特别介绍一下牛奶这种神奇的食品。牛奶不仅可以用来喝，用来补钙，还可以用来做各式各样的菜肴，很多西餐其实都是牛奶料理，牛奶的甜香备受人们钟爱。所以，当你忍不住要多撒一些盐的时候，倒不如放些牛奶在里面。

6. 心急趁热才能吃得香

俗话说："心急吃不了热豆腐。"但不心急也吃不到好料理。事实上，很多传统的菜肴都需要趁热吃。热腾腾的菜肴不仅口感好，而且味道鲜，即便没有放多少盐，也能让人吃得有滋有味。

7. 熟后再放盐。

不管是煎、炒、烹、炸、煮，任何一种烹调方式，千万不要在烹饪的过程中放盐。要是想调味，那就等熟之后在汤和菜的表面撒一点儿盐。这样不仅能调味，还可以减少食盐的摄入量。

林林总总说了这么多，你知道低盐的美味该怎样烹调了吧。

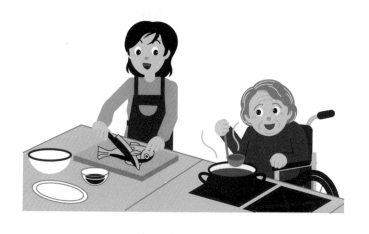

● 注意膳食摄入之宜

宜经常吃鱼类

从古至今，国人对食补的重视远远大于药补，我们所崇尚的饮食疗法实际上也是食补的一种。食补怎么补是大学问。在我国，适合老年人服用的补养佳品有许多，不过最佳的还要属鱼类。老年高血压患者更应该多吃鱼，因为吃鱼不但能降压，还能延寿。

鱼中富含多种人体所需营养物质，尤其是钙，很多老年高血压患者患病多是因为缺钙，而鱼则一向有着"钙中之王"的美誉。

当然，吃鱼也不能随便吃，是有讲究的。高血压患者本就对高脂高盐的东西畏若虎狼，油多盐多的红烧鱼、水煮鱼自然不能端上餐桌，要吃鱼首选清蒸鱼。清蒸鱼味道清淡又极好地保留了鱼类原本的鲜味，最重要的是含盐量少。清蒸鱼的做法比较简单，这里从医生的角度提醒患者两点。

➡ 1. 食材。清蒸鱼的主材一定是活鱼，宰杀后应放置一段时间（一般为 2 小时）。因为使鱼肉鲜美的主要成分——氨基酸在刚刚宰杀后的鱼体内并不能被生成，只有等待一段时间，等到鱼体僵硬到一定程度，其肌肉组织中富含的蛋白质才能在酶的催化下分解成各种人体易吸收的氨基酸。

➡ 2. 时间。清蒸鱼清蒸的时间不宜过短也不宜过长，将鱼在开水中清蒸 10~20 分钟最好。这样才能最大限度地减少对鱼体结构的破坏，保持鱼的鲜美和营养。

宜吃绿、白、黑、红四色食物

如果你不知道自己应该选择哪些食物，就不如看看它的颜色。一般来说，绿色、白色、黑色、红色的食物对高血压的防治都很有好处。

➡ 绿色食物。绿色食物的代表就是绿叶菜，比如芹菜、菠菜、韭菜、荠菜，这些菜中富含丰富的维生素和膳食纤维，多吃、吃好，降压没得跑。

➡ 白色食物。日常生活中能见的白色食物太多了，比如白糖、白米、白果、大蒜、竹笋、猴头菇、银耳、白萝卜、豆腐、牛奶等，这些食物不仅含有丰富的营养物质，而且常吃还能补水，而补水和降压一向是分不开的。

➡ 黑色食物。黑色食物有什么？黑芝麻、黑木耳、黑米、乌骨鸡、黑豆、海带等。调查显示，黑色食品中含有丰富的蛋白质、糖类、维生素，是所有食品中营养价值最高的。而且很多黑色食品还能有效地降低胆固醇、防止动脉粥样硬化。

➡ 红色食物。想一想，你身边的食材哪些是红色的。番茄、胡萝卜、红苹果、草莓、柿子、山楂、红枣、樱桃、红辣椒等。红色食品中富含胡萝卜素、优质蛋白质、多种膳食纤维、多种无机盐和多种 B 族维生素，不仅能有效改善贫血，还能防癌抗癌、清毒排毒、降低胆固醇，好处很多。

宜吃醋泡花生

花生被称作长寿果，富含大量脂肪、蛋白质、不饱和脂肪酸和多种维生素。食用花生能够促进人体胆固醇分解，降低胆固醇。不过因为含有大量脂肪，花生吃起来比较腻，吃多了也不好，而这个时候，醋就登场了。

醋是花生的绝佳搭档，不仅能够调味，还能增强食欲、促进消化、解腻生香、软化血管、防止血栓形成。长期食用醋泡花生能降压、减少胆固醇堆积、防治多种心血管疾病。

醋泡花生可以买，也可以自制。花生可以用油炸的也可以用生的。高血压患者忌油，最好用生花生。一般将花生放到醋坛中泡上 5~7 天就可以食用了。醋泡花生虽好却也不能多吃，每天吃 10 粒左右就好。

宜经常适量饮用蜂蜜水

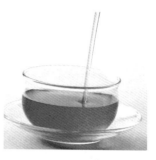

蜂蜜水是日常饮食中常见的饮品，味道甜腻，营养丰富，富含大量果糖、葡萄糖，还含有部分麦芽糖、蔗糖、有机酸、氮化合物和多种微量元素。它不仅能美容，还能润肠通便，促进排尿。排尿对缓解高血压是有好处的，这一点我们前面已经说过。所以不管是从均衡营养的角度还是从排尿降压的角度，平时适量饮用一些蜂蜜水是有好处的。尤其是因为便秘而患上高血压的患者更应该坚持饮用蜂蜜水。

宜常喝降压的"药粥"

中医常说："粥能养人。"这话没错。粥不仅美味可口、补而不腻、容易消化，而且能和中益胃、通利血脉、滋养五脏。中国有传统的粥文化，药粥更是饮食保健的生力军。对高血压患者来说，常喝粥有好处，降压的药粥更应该被经常放上餐桌。

那么什么样的粥能当药用，用来降血压呢？可用来降压的粥很多。下面我们简单地介绍4种。

1. 莲藕木耳粥

材料：莲藕、黑木耳、冬瓜各适量。

做法：莲藕洗净，去皮，切成丁状小碎块；冬瓜去皮切成块；木耳洗净切成丝；加入清水同时熬煮，直到粥成。

作用：莲藕能够降脂，黑木耳是软化血管的佳品，冬瓜能利尿降压。

适用人群：高血压、高脂血症患者，一般人群也可食用。

2. 核桃花生玉米粥

材料：玉米粒适量，核桃粒适量，花生5~10粒。

做法：将玉米粒、核桃粒、花生洗干净，加入适量清水，文火熬煮到粥熟。

作用：核桃和玉米中富含大量亚油酸，亚油酸能加速脂肪和胆固醇代谢，软化血管，防止动脉硬化；花生中含有大量不饱和脂肪酸和氨基酸，能降低心脏病发病概率，更能降低人体胆固醇。

适用人群：一般人群均可食用，高血压患者食用更佳。

→ 3. 荷叶粥

材料：鲜荷叶 60 克，粳米适量，清水适量。

做法：鲜荷叶洗净，切成细丝；粳米洗净；在锅中加入适量清水，将荷叶丝、粳米一同放入锅中，文火熬煮，直到成粥。

作用：荷叶中含有荷叶碱和大量黄酮类物质。荷叶碱能扩张血管、清热解暑、降压化滞；类黄酮能清除大多数氧化自由基，能防治心血管疾病。

适用人群：高血压、高脂血症、肥胖症患者。一般人群也可食用。

→ 4. 决明子粥

材料：决明子 18 克，冰糖 15 克，粳米 100 克，清水适量。

做法：将决明子放到锅中翻炒，直到微微有香味透出；等待 5 分钟左右，让决明子冷却；加入适量清水，煎汁；将粳米放入药汁中文火熬煮，直到粥成；放入冰糖，再熬煮 3 分钟即可食用。

作用：决明子有通便清肝的功效，对降压十分有益。

适用人群：老年高血压、高脂血症患者和习惯性便秘者均可食用。

宜及时补充水分

水是人的生命之源。没有水，人体的代谢功能会变得紊乱；水分不足也会导致人体内血液浓度增大，血液黏稠度增加，继而诱发脑血栓、血管狭窄、动脉硬化等疾病。尤其是高血压患者，在缺水的情况下更容易发病。因此，在夏季或大量排汗的情况下，高血压患者一定要注意及时补充水分；就算不是夏季，排汗不剧烈，高血压患者也应该多喝水，这样可以促进血液循环和内分泌循环，加强代谢，而且可以多排尿。

人体中富余的钠随着尿液排出一部分，体内钠元素对肾脏造成的负担就会相应减少，血管阻力也会变小，相应的，人体的血压自然就跟着下降。

调查显示，1 个正常成人在常温下每天需要摄入的水量在 2 300 毫升左右，夏季要更多些，但总的来说，1 天 8 杯水基本上就差不多了。

宜每周吃四个鸡蛋

鸡蛋，是日常生活中最常见的食材和保健品，物美价廉，营养丰富，含有大量蛋白质。很多人从小到大都在吃，甚至有部分老人一谈到补充营养，首先想到的就是鸡蛋。没错，鸡蛋的营养价值的确很高，适量地食用对身体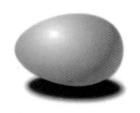
有好处。但鸡蛋中除了含有蛋白质之外，还含有大量的饱和脂肪酸和胆固醇，吃多了，很容易造成人体胆固醇堆积，从而引发高血压、高脂血症、动脉粥样硬化等疾病。所以，鸡蛋可以吃，但不能多吃。

那么，吃多少算多呢？调查显示，人体每天最多能消化1个鸡蛋，吃多了，体内胆固醇增高。因此，鸡蛋1天最多吃1个，最好是1周吃4个，这样既可以吸收足够的营养也不用担心胆固醇堆积了。

另外，鸡蛋的蛋清中富含蛋白质而胆固醇并不太多，蛋黄中则含有大量胆固醇，所以高血压患者在吃鸡蛋的时候一定要少吃蛋黄，最好只吃蛋清。尤其是高血压并发高胆固醇血症的患者更应该注意。

宜吃降低降压药副作用的食物

食疗也好，运动治疗也好，都是一个长期而持续的过程，见效相对来说比较缓慢，药物治疗则不一样。药物治疗见效极快，服药后很短时间内患者的血压就能得到有效的控制。但是药三分毒，越是降压效果显著的降压药，其副作用越大。

副作用发生了怎么办？除了通过联合用药、巧妙搭配来抵消一部分药物的副作用外，我们还能通过食疗来缓和副作用。

事实上，日常生活中能够降低降压药副作用的食物有不少，尤其是各种药粥。芹菜粥、核桃粥、玉米粥、葛根粥、山楂粥、决明子粥等在降低副作用方面效果都不错。当然，不管是什么病都要对症下药，要缓和降压药的副作用也应该因药制宜，乱吃一通肯定是不行的。患者在服药的时候可以向主治医生询问，这里我们就不赘述了。

● 注意膳食摄入之忌

在高血压临床辅助治疗中，忌口是非常重要的一项。不管其他方面的疗效多么显著，假如高血压患者无法做到忌口，或者说饮食太随便，那么一切的治疗努力都将白费，患者也将长期承受病痛的折磨，所以，在日常饮食中，高血压患者一定要注意膳食摄入方面的种种忌讳。

忌吃太多的糖类和甜食

在人体所需的三大支柱营养元素中，糖类所占的比例最大。缺塘，人体的各项功能都会出现滞碍，然而，人体吸收糖分的方式有很多，吃糖或吃甜食只是其中一项，适量吃一些自然是没有关系，但吃多了问题就大了。

人每天需要的糖分其实是定量的，摄入多了，多出的糖分绝大部分都会自发转化成脂肪和热量，脂肪和热量的堆积又会造成肥胖，而肥胖恰恰是万病之源。再者，糖吃多了还会造成高脂血症、糖尿病，损害动脉血管壁，这些都会直接或间接地给高血压防治带来困难。因此，高血压患者一定要注意节制，少吃糖类和甜食。

忌食用太多的味精

得了高血压要少吃盐，限制盐分的摄入，这一点所有的高血压患者都知道，很多人都严格执行了。可高血压患者的味觉本来就不够敏感，再不能多吃盐，清汤寡水的食物，总让人食之无味；所以为了让食物更加鲜美一些，许多人都选择用味精来调味，殊不知，味精其实就是另一种伪装得很成功的"盐"。

限盐是为了什么呢？就是为了避免人体钠离子过量。而家用味精的主要成分就是谷氨酸钠。谷氨酸钠进入人体后会通过反应迅速分解为谷氨酸和钠离子。钠离子增多会增加人体的血容量，血容量升高恰恰是诱发高血压的罪魁祸首。因此，为了和钠说"走好"，高血压患者一定要养成健康良好的饮食习惯，慎食味精、少食味精。

忌多喝咖啡

咖啡是世界三大饮料之一，许多人都喜欢喝，白领们更将咖啡视作提神佳品。没错，咖啡能提神，但是高浓度的咖啡却能让人的交感神经兴奋性增强、心跳频率加快、肾上腺素分泌骤增，长期饮用还会造成钙缺失、胆固醇堆积，坏处多多。所以，浓咖啡千万不能多喝，尤其是高血压患者更应该忌讳。

忌长期吃素

高血压忌荤腥、忌油腻，这一点大家都知道，但是忌荤腥并不是说不能吃肉，减少脂肪摄入也不是说要长期吃素。

现在许多高血压患者因为认知上的错误，谈荤、谈油色变，每日三餐都清汤寡水，这样吃一次两次行，长期吃可不行。

长期吃素，最显而易见的结果就是营养失衡，而营养失衡的后果便是人体内蛋白质、糖类、脂肪三者的摄入量严重不成比例，而这种比例失调极易引起新陈代谢系统的紊乱，让人患上贫血、结石、肿瘤等疾病，进而诱发高血压、高血脂、高血糖。所以说长期吃素不是减肥良方，更不是降压良方，越吃素血压越高的现象时有发生。因此，高血压患者一定要切记，饮食需清淡，但不能长期吃素。

忌常食放碱的发酵面食

只要是发酵的面食，里面就多多少少都放了碱。碱是什么？或许很多人都说不清，但日常的食用碱还有一个别名——碳酸氢钠。看到"钠"这个字眼，高血压患者肯定会很敏感，体内钠离子过量是引发高血压的最大元凶。我们前面也提到过一个正常人日食盐摄入量为 5 克，高血压患者则为 3 克。发酵食品呢？以馒头为例，1 个馒头大概重 50 克，成年人一日三餐要吃上好几个，而据统计，2 个半（125 克）馒头中就含有 1 克盐，因此经常吃发酵面食无形中就会增高钠摄入过量的危险。所以，高血压患者应该少吃发酵面食，当然，最好用米饭代替发酵面食作为主食。

忌经常吃快餐

随着生活节奏的加快，快餐悄无声息地占领了中国的饮食市场。快餐这种东西虽然卖相还不错，但很多是"垃圾食品"。高热、高脂、高盐、高胆固醇、高糖、高反式脂肪酸、低维生素、低膳食纤维、低矿物质的快餐，比起"五毒"来也不遑多让。

快餐吃多了的人不但容易发胖，容易消化不良，容易胆固醇堆积，更容易患上心血管疾病。至于高血压嘛，你吃多了快餐，高血压肯定会找上你。别不信，高胆固醇会造成血管狭窄、阻塞，反式脂肪酸能诱发冠心病、糖尿病，高热、高糖、高脂、高盐更是高血压的催化剂。想想都心惊。所以，高血压的朋友们，千万别和快餐太亲密。

忌频繁食用冷食、方便食品

冷食吃起来感觉很冰爽，但对高血压患者来说却是"催命符"。因为过量食用冷食会刺激肠胃，使胃部血管收缩，致使血压升高。

另外，市面上出售的许多方便食品（如方便面、面包、饺子、汤圆、麻花、各种罐头）中都含有大量油脂、盐分和磷酸盐。油脂和盐分摄入过量会使血压升高，磷酸过量也会阻碍人体对钙的吸收。因此，高血压患者平时一定要多注意，少吃冷食、方便食品。

忌吃话梅、橄榄等蜜饯

话梅、橄榄、陈皮等蜜饯吃起来酸酸甜甜，但在制作的过程中却加入了大量的盐、糖和甘草，甚至大多数蜜饯在用糖腌制之前都经过长时间的盐水浸泡。盐中含有大量的钠，会破坏血管，增加血管压力；甘草中的甘草酸会造成肾上腺激素假性升高，给正常的排钠活动造成阻碍。所以，蜜饯吃起来虽然是甜的，但却是名副其实的高盐、高害食物。50 克话梅的含盐量就超过 5 克，50 克盐津橄榄的含盐量甚至超过 8 克。高血压患者吃这些蜜饯，委实对健康不利。

忌吃盐焗类坚果

坚果中富含维生素、蛋白质和多种微量元素，能够保护心脏、强健大脑，而且口感不错，许多高血压患者都爱吃。但盐焗类坚果和普通坚果不大一样。盐焗类坚果虽然也有着坚果强大的保健作用，但其中富含隐性盐，吃多了容易造成血压升高。所以，高血压患者平时吃花生、杏仁、瓜子、榛子等坚果的时候要长个心眼儿，别吃咸味的，就算是要吃盐焗的，也要少吃，每天最多吃 30 克，不能再多了。当然，为了保险起见，高血压患者还是别吃盐焗类坚果为好。

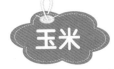

降压明星食材

● 五谷杂粮

玉米

建议食用量：鲜玉米每餐 100 克左右，玉米面、玉米糁子每餐 50~100 克。

➡ 对降压的好处

玉米富含不饱和脂肪酸和维生素 E，这两者能够起到降低胆固醇的功效，还能防止胆固醇沉积在血管壁上。所以，常吃玉米对冠心病、高脂血症、动脉粥样硬化患者都有益处。玉米中的矿物质也对人体非常有益。

➡ 降压最好这样吃

玉米保存的时候一定要注意防潮，如果发霉就不能食用。因为发霉的玉米会产生黄曲霉毒素，黄曲霉毒素容易导致肝癌，甚至引起死亡。

➡ 降压食谱推荐——鲜榨玉米汁

用料：玉米 100 克，白糖 30 克，纯净水 500 克。

做法：

1. 将玉米粒和水一起在搅拌机中打成玉米浆。

2. 小火煮 10 分钟，捞出浮渣，过滤出渣滓。

3. 趁热加入白糖，搅拌均匀即可饮用。

功效：玉米汁可以减少胃部胃酸分解的时间，对人体有益。

影响血压的营养素含量表（以 100 克食物为例）

可食部	三大营养素				维生素			矿物质				
玉米（黄，干）100 克	热量	脂肪	糖类	蛋白质	膳食纤维	维生素C	维生素E	烟酸	钾	钙	钠	镁	锌
	1 042 千焦	3.8 克	73 克	8.7 克	6.4 克	—	3.89 毫克	2.5 毫克	300 毫克	14 毫克	3.3 毫克	96 毫克	1.7 毫克

 **建议食用量：每天 50 克。**

➡ 对降压的好处

燕麦中的膳食纤维含量丰富，能够促进人体肠道蠕动，加快消化、清肠排便。而大量的纤维素有助于人体消化，经常食用能够帮助降低血压。燕麦中富含的 β–葡聚糖能够控制人们血液中的葡萄糖含量，对于心血管有问题的人和糖尿病患者而言，都有很好的预防控制效果。

➡ 降压最好这样吃

长时间的高温烹制可能会造成维生素的流失，一般生麦片加工 20 分钟即可，熟麦片煮 4~5 分钟就可以食用了。燕麦中的营养物质虽然丰富，但是食用过多会难以消化，所以最好的食用方法是少量多次食用，每顿以食用 40 克为最合适。需要注意的是，小孩和老人应该避免大量食用燕麦，尤其是在晚上，否则容易造成腹部胀气。

➡ 降压食谱推荐——牛奶麦片营养粥

用料：燕麦片 120 克，白糖 40 克，牛奶 150 克。

做法：

1. 将燕麦片加水浸泡 30 分钟。

2. 小火煮 10 分钟，加入牛奶拌匀，再煮 15 分钟。

3. 趁热加入白糖，放凉后即可食用。

功效：燕麦中的维生素 B、维生素 E 和矿物质能够提高人体免疫力，牛奶可以起到养心安神的作用。

影响血压的营养素含量表（以 100 克食物为例）

可食部	三大营养素					维生素	矿物质					
	热量	脂肪	糖类	蛋白质	膳食纤维	维生素C	烟酸	钾	钙	钠	镁	锌
100 克	1 036 千焦	6.7 克	66.9 克	15 克	5.3 克	–	1.2 毫克	214 毫克	186 毫克	3.7 毫克	177 毫克	2.59 毫克

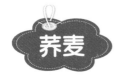 **建议食用量：每天 60 克。**

😊 **对降压的好处**

荞麦含有人体所需的矿物质元素镁，能够调节血压，保持心律正常。荞麦中富含的芸香苷等物质可以起到调节血脂、增加血流量以及扩张冠状动脉的作用，芸香苷还能抑制导致血压上升的物质，长期食用荞麦可以有效地防治高血压、血脂异常和动脉硬化。

😊 **降压最好这样吃**

荞麦比较硬，因此在烹调之前应先用清水浸泡几个小时，这样更利于身体消化吸收荞麦中的营养物质。荞麦粉的弹性较差，建议在食用的时候适当地加入一些细粮，这样可以提高荞麦粉的延展性，还可以让营养更加均衡。

荞麦中含有大量膳食纤维，建议每天最多食用 60 克，如果吃得太多就会导致消化不良。另外，注意吃完荞麦后要多喝水，脾胃虚寒或是经常腹泻的人不建议食用荞麦。

😊 **降压食谱推荐——牛奶荞麦饮**

用料：荞麦仁 100 克，鸡蛋 1 个，牛奶 250 毫升。

做法：

1.将荞麦洗净之后烘干，再将烘干后的荞麦放入锅中炒至香脆。

2.将炒好的荞麦磨成粉末，放入碗中。

3.将鸡蛋打入装有荞麦粉末的碗中，用开水冲泡搅匀。

4.最后将牛奶倒入碗中，与鸡蛋和荞麦粉一起搅匀即可。

功效：荞麦可以为身体补充钙质，还可以起到控制血压的作用。

影响血压的营养素含量表（以 100 克食物为例）

可食部	三大营养素					维生素	矿物质				
	热量	脂肪	糖类	蛋白质	膳食纤维	维生素 C	烟酸	钾	钙	钠	镁	锌
100 克	1 356 千焦	2.3 克	73 克	9.3 克	6.5 克	–	2.2 毫克	401 毫克	47 毫克	4.7 毫克	258 毫克	3.62 毫克

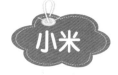 **小米** **建议食用量：每天 180 克。**

对降压的好处

小米中的矿物质元素含量丰富，其中含量最高的矿物质元素是铁，铁能防治贫血，还能缓解低血糖引起的头晕等不适症状。除此之外，小米中含有丰富的膳食纤维，能够促进机体消化，帮助血液排出多余的废物，起到降血压的功效。

降压最好这样吃

小米在食用之前最好用清水清洗，不需要浸泡过长时间，也不要反复揉搓。因为小米中富含维生素和无机盐，长时间的清洗会影响其营养价值。

需要注意的是，小便清长的人不适合食用小米，否则会加重他们身体的虚寒。小米粥不能够煮得太稀，不然难以达到合适的营养价值。

虽然小米对女性而言是非常好的营养食物，但是对于产后的女性来说，其中的蛋白质含量不足，所以如果是产后女性食用，则需要另外搭配蛋白质含量较高的食物。

降压食谱推荐——红豆小米豆浆

用料：小米 30 克，白糖 30 克，红豆 45 克。

做法：

1. 将红豆、小米洗干净，将红豆在水中浸泡 2 小时。

2. 将红豆、小米倒入豆浆机，加入适量的清水，开始打豆浆。

3. 倒出豆浆，趁热加入白糖即可。

功效：小米和红豆一起制作的饮品香甜可口，食物中的营养也很容易被人体吸收。

影响血压的营养素含量表(以 100 克食物为例)

可食部	三大营养素					维生素	矿物质					
	热量	脂肪	糖类	蛋白质	膳食纤维	维生素C	烟酸	钾	钙	钠	镁	锌
100 克	1 499 千焦	3.1 克	75.1 克	9 克	1.6 克	—	1.5 毫克	284 毫克	41 毫克	4.3 毫克	107 毫克	1.87 毫克

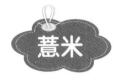

建议食用量：每天 150 克。

对降压的好处

薏米富含维生素和膳食纤维，有清热利尿的功效，从而能够增强肾脏功能，缓解高血压患者水肿症状。薏米煎水后可以作为日常用茶来饮用，口感清甜，可以清热解毒。

降压最好这样吃

薏米在食用之前需要浸泡，因为薏米较硬，只有经过浸泡之后才能够变得柔软，才适合入口。薏米的食用方法很多，可以直接煮粥，可以像茶叶一样煮制饮品，还能够和冬瓜等食物一起熬汤食用。

需要注意的是，薏米是寒性的，所以不要一次性食用过多，也不要过于频繁地食用薏米。

降压食谱推荐——薏米粥

用料：薏米 200 克，粳米 100 克。

做法：

1. 将薏米洗净，研成细粉。

2. 粳米洗净，放入锅内，加水适量，置大火上烧沸，改小火熬煮至熟，加入薏米粉末，烧沸即成。

功效：薏米粥具有健脾除湿、降低血压的功效。

影响血压的营养素含量表（以 100 克食物为例）

可食部	三大营养素				维生素		矿物质				
	热量	脂肪	糖类	蛋白质	膳食纤维	维生素C	烟酸	钾	钙	钠	镁	锌
100 克	1 494 千焦	3.3 克	71.1 克	12.8 克	2 克	—	2 毫克	163 毫克	42 毫克	2.3 毫克	50 毫克	1.39 毫克

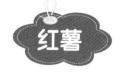 **红薯** 建议食用量：每天 150 克。

→ 对降压的好处

红薯中胡萝卜素和维生素 A 的含量很高，能够起到明目的作用。红薯中含有较丰富的钾元素和较少的钠元素，钾元素能够使机体加快消化，快速地排出体内多余的钠，从而起到控制血压的目的。红薯中含有丰富的膳食纤维，能够帮助人们清理肠道、排便减肥，还能吸收身体中多余的葡萄糖，非常适合有糖尿病的高血压患者。

→ 降压最好这样吃

最好不要用力搓洗红薯，因为红薯皮对人体健康非常有益，红薯皮能够预防结肠癌和乳腺癌，还能增强人体的抵抗力。日常生活中，红薯的制作方法多样，可以直接生吃，能加工做成糕点，还可以煮粥、烤制。

需要注意的是，红薯如果发芽了就千万不要生吃，出现黑斑的红薯也不能食用，黑斑红薯即使是经过高温加工也会造成中毒。

→ 降压食谱推荐——红薯小米粥

用料：红薯 200 克，小米 100 克。

做法：

1. 红薯洗净，不要去皮，切成小丁。小米洗净。
2. 将小米和红薯一起放入电饭煲中，煮熟即可食用。

功效：二者搭配，营养丰富，还可以预防便秘。

影响血压的营养素含量表（以 100 克食物为例）

可食部	三大营养素				维生素		矿物质				
	热量	脂肪	糖类	蛋白质	膳食纤维	维生素C	烟酸	钾	钙	钠	镁	锌
90 克	414千焦	0.2克	24.7克	1.1克	1.6克	26毫克	0.6毫克	130毫克	23毫克	28.5克	12毫克	0.15毫克

 **建议食用量：每天 100 克。**

🔵 **对降压的好处**

绿豆富含蛋白质和矿物质元素，每 100 克绿豆中钙的含量为 81 毫克，磷的含量高达 360 毫克，铁的含量为 6.8 毫克。在人们食用绿豆之后，绿豆中的球蛋白和多糖可以促进胆固醇分解成胆酸，起到降低胆固醇的作用。绿豆能够利尿排便，人体在排尿的过程中会不断地排出钠，而钠正是诱发高血压的主要因素。所以多吃绿豆能够有效地控制血压。

🔵 **降压最好这样吃**

绿豆在食用之前可以适当地在水中浸泡，但是需要注意的是，浸泡清洗的时候一定要保留绿豆皮。因为绿豆皮中含有能抑制葡萄球菌的有效成分。不仅如此，绿豆中的单宁还能够凝固微生物原生质。日常食用绿豆食品，对身体健康非常有益。但因为绿豆是寒性的，所以肠胃虚弱的高血压患者不适合大量食用绿豆。

🔵 **降压食谱推荐——薏米绿豆汤**

用料：绿豆 100 克，薏米 100 克。

做法：

1. 将绿豆淘洗干净，薏米浸泡 2 小时。

2. 将绿豆和薏米都放入锅中熬煮，等豆烂米熟即可食用。

功效：绿豆中的香豆素、生物碱等都是可以加强免疫功能的有效成分，薏米和绿豆一起食用，可以将清热解毒的作用发挥到最大，最适合夏日食用。

影响血压的营养素含量表（以 100 克食物为例）

可食部	三大营养素				维生素		矿物质				
	热量	脂肪	糖类	蛋白质	膳食纤维	维生素C	烟酸	钾	钙	钠	镁	锌
100 克	1 323 千焦	0.8 克	62 克	21.6 克	6.4 克	—	2 毫克	787 毫克	81 毫克	3.2 毫克	125 毫克	2.18 毫克

 建议食用量：每天 40 克。

➡ 对降压的好处

黄豆中的蛋白质含量丰富，而且蛋白质中的氨基酸组成最适合人体所需，在进入肠胃之后也很容易被人们消化吸收。黄豆中的矿物质元素含量很高，其中的锌、碘等，能够起到补脑、补血的作用。而钾元素在人体内能够帮助排泄出多余的钠元素，使得血液的黏稠度降低，从而降低血压。

➡ 降压最好这样吃

虽然黄豆的营养价值丰富，但一定要煮熟之后再食用，不然会很难消化。又因为黄豆不容易消化，所以患有消化问题的人应该少食用。

➡ 降压食谱推荐——黄豆炖猪蹄

用料：黄豆 120 克，猪蹄 500 克，生姜 1 块，料酒适量。

做法：

1. 将黄豆用温水浸泡 1 小时，猪蹄洗干净。

2. 将猪蹄加料酒和生姜过水焯一遍，去除血沫，再次清洗。

3. 将黄豆和猪蹄一起放在锅里大火煮开再慢炖，2 小时后起锅加调料即可。

功效：这道菜营养价值丰富，非常适合高血压患者食用。

影响血压的营养素含量表（以 100 克食物为例）

可食部	三大营养素					维生素	矿物质				
	热量	脂肪	糖类	蛋白质	膳食纤维	维生素C	烟酸	钾	钙	钠	镁	锌
100克	1 503 千焦	16克	34.2克	35克	15.5克	—	2.1毫克	1503毫克	191毫克	2.2毫克	199毫克	3.34毫克

● 蔬菜类

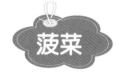　**建议食用量：每天 150 克。**

→ 对降压的好处

菠菜中钙质和铁质的含量比较丰富，很适合青少年儿童或者是低血糖的女性食用。菠菜中矿物质元素钾的含量也非常丰富，钾元素在体内能够利尿排便，帮助机体排出多余的钠，从而帮助机体减低血压。对于高血压患者而言，菠菜是不可多得的蔬菜。

→ 降压最好这样吃

菠菜中含有草酸，食用之前最好用开水焯一下，否则会影响口感。菠菜极易腐烂，买回后应尽快食用。

→ 降压食谱推荐——芝麻菠菜

用料：菠菜 200 克，芝麻 50 克，枸杞 20 克，香油、盐、糖各适量。
做法：
1. 将菠菜洗干净，在沸水中焯熟。
2. 捞出放凉，用凉开水冲 1 遍挤去水分放进碗里。
3. 将焗熟的芝麻和香油、枸杞、盐、糖一起和菠菜拌匀。
功效：芝麻和菠菜一起食用营养价值很高。

影响血压的营养素含量表（以 100 克食物为例）

可食部	三大营养素				维生素		矿物质				
	热量	脂肪	糖类	蛋白质	膳食纤维	维生素C	烟酸	钾	钙	钠	镁	锌
89克	100千焦	0.3克	4.5克	2.6克	1.7克	32毫克	0.6毫克	311毫克	66毫克	85.2毫克	58毫克	0.85毫克

 **油菜** 建议食用量：每天 300 克。

对降压的好处

油菜颜色深绿，含有丰富的钙、铁、维生素 C 和 β-胡萝卜素，营养价值很高。油菜具有润肠通便的作用，可加速体内宿便的排出。另外，蔬菜中的膳食纤维能减少人体对脂肪的吸收，降低血脂。

降压最好这样吃

需要注意的是，我们在用油菜制作菜肴的时候，不要长时间地去炒或者煮，否则会影响油菜的营养价值，导致油菜营养的流失。油菜吃剩后最好不要继续在下一餐食用，因为吃剩的油菜会因亚硝酸盐的沉积而导致疾病。

降压食谱推荐——炝油菜

用料：油菜 400 克，红辣椒 1 个，油、盐、花椒各适量。

做法：

1. 将油菜洗干净焯水沥干。红辣椒洗净。

2. 小火将花椒和红辣椒用油炒香，然后把沥干的油菜倒入锅中，翻炒至熟。

3. 趁热加入盐，起锅装盘。

功效：油菜能够润肠通便，对于便秘的高血压患者而言是适合的食物，可以缓解大便干结的情况。

影响血压的营养素含量表（以 100 克食物为例）

可食部	三大营养素					维生素		矿物质				
	热量	脂肪	糖类	蛋白质	膳食纤维	维生素 C	烟酸	钾	钙	钠	镁	锌
87 克	96 千焦	0.5 克	3.8 克	1.8 克	1.1 克	36 毫克	0.7 毫克	210 毫克	108 毫克	55.8 毫克	22 毫克	0.33 毫克

 **建议食用量：每天 120 克。**

→ 对降压的好处

茼蒿含有丰富的维生素，味道甘甜平和，润肺补肝，非常适合学习、工作压力大的人食用。茼蒿具有香气，可以开胃、增加食欲，所以食欲不振的人可以适量吃茼蒿。

→ 降压最好这样吃

茼蒿中的芳香油遇热易挥发，营养成分容易流失，也会减弱其健胃作用，所以烹调时宜大火快炒。

→ 降压食谱推荐——杏仁茼蒿

用料：茼蒿 700 克，杏仁 50 克，香菜、芹菜少许，姜、葱、油各适量。

做法：

1. 少量的芹菜、香菜洗净、切碎。姜、葱洗净、切碎。

2. 锅里放油，倒入芹菜、香菜、葱、姜，炒出香味。然后把油单独倒在 1 个碗中待用。

3. 杏仁泡发去皮，茼蒿摘去叶子，洗净，切成段，入锅用开水焯一下。把杏仁和茼蒿装盘。

4. 把前面炒香的油倒入盘中，一起搅拌均匀即可。

功效：茼蒿用开水焯熟，能更好地保留茼蒿中的营养。

影响血压的营养素含量表(以 100 克食物为例)

可食部	三大营养素				维生素		矿物质				
	热量	脂肪	糖类	蛋白质	膳食纤维	维生素C	烟酸	钾	钙	钠	镁	锌
82 克	88 千焦	0.3 克	3.9 克	1.9 克	1.2 克	18 毫克	0.6 毫克	220 毫克	73 毫克	161 毫克	20 毫克	0.35 毫克

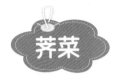 **荠菜** **建议食用量：每天 200 克。**

对降压的好处

中医认为，荠菜能够平肝明目，安神静气，所以对于脾气暴躁、情绪易冲动的人而言，吃荠菜能够平复心情，滋养肝脏，能够起到调节血压的目的。荠菜营养丰富，纤维素和维生素等含量都很高，钙的含量也高于普通的蔬菜，所以常吃荠菜能够提高人体免疫力。

降压最好这样吃

荠菜不能烧制过久，时间长了，其中的营养成分易被破坏。需要注意的是，不要选择带花的荠菜，因为带花的荠菜往往比较老，不带花的更鲜嫩。

降压食谱推荐——荠菜香干

用料：荠菜 400 克，香干 300 克，葱、姜、辣椒末、盐、生抽、香油各适量。

做法：

1. 将荠菜洗干净焯水，捞出沥干。葱、姜洗净、切末。

2. 将荠菜和香干分别切碎，拌匀，撒上适量的葱姜末、辣椒末。

3. 加入适量的盐、生抽、香油，搅拌均匀即可食用。

功效：这道菜清香可口，非常适合高血压患者食用。

影响血压的营养素含量表（以 100 克食物为例）

可食部	三大营养素				维生素		矿物质				
	热量	脂肪	糖类	蛋白质	膳食纤维	维生素C	烟酸	钾	钙	钠	镁	锌
88克	113千焦	0.4克	4.7克	2.9克	1.7克	43毫克	0.6毫克	280毫克	294毫克	31.6毫克	37毫克	0.68毫克

 **建议食用量：每天 200 克。**

→ **对降压的好处**

豌豆苗营养丰富，味道清甜。豌豆苗中的维生素 C 和维生素 E 的含量都很高，还含有丰富的钾。钾元素能帮助人体排出多余的钠，从而改善高血压症状。

豌豆苗含有优质的蛋白质，这对于大病初愈或者身体虚弱的人而言十分有益，能够很好地补充身体所需的营养，提高身体的抵抗力。

→ **降压最好这样吃**

豌豆苗的烹调时间不宜过长，以免造成维生素的流失，降低其营养价值。

→ **降压食谱推荐——清炒豌豆苗**

用料：豌豆苗 300 克，葱、蒜、盐、油各适量。

做法：

1.豌豆苗择洗干净，用沸水焯熟，捞出沥干水分。葱、蒜洗净，切碎。

2.锅烧热，倒油，油烧至七成热时放入葱、蒜，炒香，然后倒入豌豆苗炒熟，最后加盐调味即可。

功效：豌豆苗中的膳食纤维能促进大肠蠕动，使其充分吸收菜肴中的养分。

影响血压的营养素含量表（以 100 克食物为例）

可食部	三大营养素					维生素		矿物质				
	热量	脂肪	糖类	蛋白质	膳食纤维	维生素C	烟酸	钾	钙	钠	镁	锌
86克	142千焦	0.8克	4.6克	4克	1.9克	67毫克	1.1毫克	222毫克	40毫克	18.5毫克	21毫克	0.77毫克

 番茄　**建议食用量：每天 300 克。**

🔸 **对降压的好处**

番茄含有苹果酸、柠檬酸、胡萝卜素、维生素 B_1、维生素 B_2、维生素 C、芸香苷、烟酸等，经常食用可提高人体免疫力。番茄中的番茄红素有很强的清除自由基和抗氧化作用，能够延缓人体衰老。另外，番茄中含有的芸香苷可调节血压，高血压患者可经常食用。

🔸 **降压最好这样吃**

番茄可生吃、炒菜、榨汁、做酱，人称"蔬菜中的水果"。番茄烹调时不宜久煮，以免营养成分流失。

🔸 **降压食谱推荐——蛋花番茄面**

用料：番茄 1 个，挂面 200 克，鸡蛋 1 个，葱、盐、油各适量。

做法：

1. 番茄洗净，切成月牙形的小块。鸡蛋打散。葱洗净，切碎。

2. 锅烧热，倒油，油烧至七成热时倒入葱碎炒香，然后放入清水，煮沸。

3. 下入挂面，煮至八成熟时倒入番茄，再煮至面条软烂时倒入鸡蛋液，出锅时用盐调味即可。

功效：蛋花番茄面营养丰富，适合高血压患者经常食用。

影响血压的营养素含量表（以 100 克食物为例）

可食部	三大营养素				维生素		矿物质				
	热量	脂肪	糖类	蛋白质	膳食纤维	维生素C	烟酸	钾	钙	钠	镁	锌
97克	80千焦	0.2克	4克	0.9克	0.5克	19毫克	0.6毫克	163毫克	10毫克	5毫克	9毫克	0.13毫克

 **建议食用量：每天 200 克。**

🔸 **对降压的好处**

紫甘蓝的热量很低，营养成分很高，尤其是维生素 C 和胡萝卜素的含量丰富，能够很好地补充人体所需。紫甘蓝还含有丰富的钾元素，钾能帮助人体排出多余的钠，帮助调节电解质平衡，从而降低血压。

🔸 **降压最好这样吃**

紫甘蓝在炒之前，最好先加一点白醋，这样能够最大限度地保留紫甘蓝中的花色素苷。紫甘蓝的花色素苷对高血压患者和糖尿病患者有改善病情的作用。另外，紫甘蓝可以作为天然的色素为食物染上漂亮的颜色，还可凉拌、做泡菜、炒食等。

🔸 **降压食谱推荐——糖醋紫甘蓝**

用料：紫甘蓝 300 克，干红辣椒、油、精盐、白糖、白醋各适量。

做法：

1. 紫甘蓝去净老叶，削去根后洗净，切成约 4 厘米长、3 厘米宽的长条，加少许精盐拌均匀，腌渍 2 小时后，轻轻挤去水分，排放盆中。

2. 干红辣椒去籽，洗净后切成细丝。姜切丝。

3. 将盐、糖、醋调成适合口味的卤汁，倒入紫甘蓝内，菜面上放些姜丝。

4. 炒锅加油，烧热后降温至四成热，放入辣椒丝爆出香味，捞出辣椒弃去。

5. 随即将紫甘蓝与姜丝倒入热油锅中，煸炒片刻，即可起锅食用。

功效：这道菜酸辣甜脆，特别适合食欲不振的高血压患者。

影响血压的营养素含量表（以 100 克食物为例）

可食部	三大营养素				维生素		矿物质				
	热量	脂肪	糖类	蛋白质	膳食纤维	维生素 C	烟酸	钾	钙	钠	镁	锌
86克	92 千焦	0.2 克	4.6 克	1.5 克	1 克	40 毫克	0.4 毫克	124 毫克	49 毫克	27.2 毫克	12 毫克	0.25 毫克

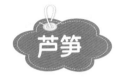 芦笋　　**建议食用量：每天 150 克。**

对降压的好处

芦笋有"蔬菜之王"的美誉，芦笋富含多种氨基酸、蛋白质和维生素，其含量均高于一般的水果和蔬菜，因此常食芦笋可增进食欲、帮助消化、缓解疲劳，对心脏病、高血压、疲劳症均有一定的缓解作用。

降压最好这样吃

芦笋中含有丰富的叶酸，在烹调的时候应该避免过长时间的烹调。另外，芦笋不宜久存，否则容易老化，降低其营养价值，所以要吃新鲜的芦笋。

降压食谱推荐——鲜香菇炒芦笋

用料：芦笋 250 克，鲜香菇 100 克，红椒、黄椒各 1 个，葱、姜、油各适量。

做法：

1. 将芦笋洗净切段，在沸水中焯熟，鲜香菇切片。

2. 黄椒、红椒都洗净、切碎，葱、姜切成丝，入锅加油爆炒。

3. 加入鲜香菇炒至软，然后再加入焯熟的芦笋一起翻炒，最后加盐即可出锅。

功效：芦笋清炒保留了芦笋中的叶酸，对于孕妇来说最适宜食用，因为其中丰富的叶酸能够促进胎儿的大脑健康。经常食用芦笋还能够抵抗疲劳，改善心血管健康状况。

影响血压的营养素含量表（以 100 克食物为例）

可食部	三大营养素					维生素		矿物质				
	热量	脂肪	糖类	蛋白质	膳食纤维	维生素C	烟酸	钾	钙	钠	镁	锌
90 克	80千焦	0.1克	4.9克	1.4克	1.9克	45毫克	0.7毫克	213毫克	10毫克	3.1毫克	10毫克	0.41毫克

 **建议食用量：每天 100 克。**

对降压的好处

莴笋含有蛋白质、胡萝卜素、维生素 B_1、维生素 B_2、维生素 C、烟酸、膳食纤维、钙、磷、铁、钾等，经常食用莴笋，对人体非常有利。另外，莴笋中的钾的含量是钠的 27 倍，有利于促进钠的排泄，对高血压患者有利。

降压最好这样吃

莴笋的叶子最好不要扔掉，叶子的营养价值也很高，可以用来炒食。莴笋和黑木耳搭配食用，可促进人体对黑木耳中铁元素的吸收，有补血的作用。

降压食谱推荐——胡萝卜炝双笋

用料：莴笋 100 克，鲜春笋 100 克，胡萝卜 50 克，葱、蒜、干辣椒、油、盐、鸡精各适量。

做法：

1. 莴笋、春笋、胡萝卜分别洗净，切成小块，葱、蒜、干辣椒切碎。
2. 莴笋、胡萝卜焯水，春笋煮熟，一起沥干，加盐和鸡精搅拌静置。
3. 油锅加葱、蒜、干辣椒爆炒，再将滚烫的热油淋在莴笋、春笋、胡萝卜上即可。

功效：莴笋富含多种维生素，能够改善神经系统，其中的多种矿物质元素能促进身体发育，增强人体的免疫力。

影响血压的营养素含量表（以 100 克食物为例）

可食部	三大营养素					维生素		矿物质				
	热量	脂肪	糖类	蛋白质	膳食纤维	维生素 C	烟酸	钾	钙	钠	镁	锌
62 克	59 千焦	0.1 克	2.8 克	1 克	0.6 克	4 毫克	0.5 毫克	212 毫克	23 毫克	36.5 毫克	19 毫克	0.33 毫克

 **茭白** **建议食用量：每天 150 克。**

对降压的好处

茭白含有丰富的膳食纤维，膳食纤维具有吸附钠的作用，所以经常食用茭白能够帮助机体排出多余的钠，对降低血压有好处。茭白口感鲜嫩，营养价值高，营养易于吸收。

降压最好这样吃

用茭白做凉菜时，可先将茭白蒸熟，再放入冰水中泡凉，然后再切成丝，这样做可保存甜味，口感也更好。

降压食谱推荐——茭白烩虾球

用料：火腿肠 100 克，茭白 100 克，鲜虾 500 克，料酒、盐、油各适量。

做法：

1. 将鲜虾去头、去壳、去除虾线，洗干净，用料酒和盐去腥，加生粉腌制 20 分钟。

2. 将茭白、火腿肠都切成丁，在锅中焯水沥干。

3. 在锅中放油，把虾仁炸至金黄色时捞出；再继续用油将虾头小火熬制，直到虾头变脆颜色变深。

4. 然后放入茭白、火腿肠一起炒，最后再加入炸熟的虾仁翻炒，出锅时加盐调味即可。

功效：茭白味甘甜寒，能够利尿排毒，对于工作劳累的人们而言可以消除身体的疲劳。

影响血压的营养素含量表（以 100 克食物为例）

可食部	三大营养素				维生素		矿物质				
	热量	脂肪	糖类	蛋白质	膳食纤维	维生素C	烟酸	钾	钙	钠	镁	锌
74 克	96 千焦	0.2 克	5.9 克	1.2 克	1.9 克	5 毫克	0.5 毫克	209 毫克	4 毫克	5.8 毫克	8 毫克	0.33 毫克

建议食用量：每天 150 克。

> **对降压的好处**

土豆是低热量、富含多种维生素和微量元素的食物。土豆含有大量的膳食纤维，能宽肠通便，帮助机体及时排出体内毒素，有效防治便秘。土豆中的钾、钙等元素能防止高血压，保持心肌的健康。

> **降压最好这样吃**

发芽、皮带绿色、腐烂的土豆不能吃，以防中毒。切好的土豆可以暂时放清水中，防止变成褐色，但不要泡得太久，以免营养成分流失。

> **降压食谱推荐——咖喱番茄牛腩**

用料：牛肉 300 克，土豆 400 克，番茄 1 个，咖喱、姜适量。

做法：

1. 将牛肉切成块，土豆去皮切成块。姜洗净，切成片。

2. 将牛肉小火煮 10 分钟，捞出浮渣。

3. 油锅中放入姜片爆炒，放入牛肉块翻炒，加水煮 15 分钟。

4. 放入土豆块，小火慢炖，10 分钟后加入两块咖喱和番茄，炖 5 分钟后加盐即可。

功效：土豆中的水分较多，维生素含量也较为丰富，所以非常适合人们日常食用。

影响血压的营养素含量表（以 100 克食物为例）

可食部	三大营养素				维生素		矿物质				
	热量	脂肪	糖类	蛋白质	膳食纤维	维生素C	烟酸	钾	钙	钠	镁	锌
94 克	318 千焦	0.2 克	17.2 克	2 克	0.7 克	27 毫克	1.1 毫克	342 毫克	8 毫克	2.7 毫克	23 毫克	0.37 毫克

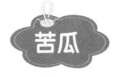 **建议食用量: 每天 200 克。**

➔ 对降压的好处

苦瓜所含蛋白质成分及大量维生素 C 能提高机体的免疫功能。苦瓜中丰富的钾元素，能促进钠的排泄，维持血压平稳。苦瓜含有的膳食纤维和果胶能加速胆固醇在肠道内的代谢，对中老年人胆固醇过高及便秘均有好处。

➔ 降压最好这样吃

苦瓜以大火快炒或凉拌的方式为佳，烹调的时间过长，会造成水溶性的维生素大量流失，降低其营养价值。清洗苦瓜时，一定要清除白囊，炒前要焯水，以减少苦味。

➔ 降压食谱推荐——冰凉苦瓜苹果饮

用料: 苦瓜 100 克, 苹果 100 克, 白糖、蜂蜜各适量。

做法:

1. 将苦瓜和苹果切成丁，一起在搅拌机中打成浆。

2. 捞出浮渣, 过滤出渣滓。

3. 加入白糖和蜂蜜, 放置冰箱中冷藏。

功效: 这款饮料能够补充身体所需的营养素，但脾胃虚寒的人要少饮用。

影响血压的营养素含量表(以 100 克食物为例)

可食部	三大营养素				维生素		矿物质				
	热量	脂肪	糖类	蛋白质	膳食纤维	维生素 C	烟酸	钾	钙	钠	镁	锌
81 克	80 千焦	0.1 克	4.9 克	1 克	1.4 克	56 毫克	0.4 毫克	256 毫克	14 毫克	2.5 毫克	18 毫克	0.36 毫克

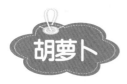 建议食用量：每天 100 克。

➜ 对降压的好处

胡萝卜含有丰富的钾和膳食纤维，钾能够帮助排出多余的钠，膳食纤维能够吸附机体中多余的钠，这两种成分能够同时作用，能加快钠的排泄，从而降低血压。胡萝卜中的胡萝卜素在人体内经过酶的分解和作用，能够转化为维生素 A，维生素 A 能够使人明目，改善夜盲症等。不仅如此，维生素 A 还能防止呼吸道感染。胡萝卜的特殊香气来自于其中的挥发油，挥发油能够促进消化，消除体内的细菌。

➜ 降压最好这样吃

在烹饪胡萝卜的过程中，要尽量少放醋，因为醋能够导致胡萝卜素的流失。烹饪时，不宜过长加热，以免破坏其中的胡萝卜素。

➜ 降压食谱推荐——山药胡萝卜排骨汤

用料：山药 300 克，胡萝卜 100 克，莲藕 100 克，排骨 200 克，葱、姜、盐各适量。

做法：

1. 排骨洗净，放入开水中焯去血水，捞出放入有葱、姜等配料的开水中一起煮 15 分钟。

2. 山药去皮切成块，胡萝卜切成块，莲藕切成片，小火煮 5 分钟。

3. 盖上盖子慢慢炖熟，起锅时加少量盐调味即可。

功效：胡萝卜能够增强人体免疫力，多吃胡萝卜对于人们保护身体内部器官有着重要的作用。

影响血压的营养素含量表（以 100 克食物为例）

可食部	三大营养素			维生素			矿物质				
胡萝卜（红）96 克	热量	脂肪	糖类	蛋白质	膳食纤维	维生素 C	烟酸	钾	钙	钠	镁	锌
	155 千焦	0.2 克	8.8 克	1 克	1.1 克	13 毫克	0.6 毫克	190 毫克	32 毫克	71.4 毫克	14 毫克	0.23 毫克

白萝卜

建议食用量：每天 200 克。

对降压的好处

白萝卜含有丰富的膳食纤维和矿物质元素，矿物质元素能够在机体中通过调节电解质平衡而使得血液的浓度变低，纤维素能够吸附血液里多余的钠，从而起到降低血压的作用。

降压最好这样吃

在日常生活中，虽然白萝卜的制作方法很多，但最好的食用方法是将其熬煮，然后吃萝卜喝汤，这样最利于吸收萝卜中的营养成分。有名的萝卜炖羊肉就是经典搭配，白萝卜和羊肉或鲫鱼一起熬制浓汤，都是非常适合人们食用的。

降压食谱推荐——白萝卜炖羊肉

用料：白萝卜 400 克，羊肉 500 克，酱油、盐更适量。

做法：

1. 将羊肉洗干净切成块，用清水泡出血水，然后捞出。

2. 白萝卜去皮切成块，羊肉放入清水中，小火煮一个半小时左右。

3. 加入白萝卜，继续炖熟到汤汁变浓稠。

功效：羊肉的膻味较重，和白萝卜一起熬制能够减轻其中的膻味，散发萝卜的清香，增强人们的食欲，还能提高人体的免疫能力。

影响血压的营养素含量表（以 100 克食物为例）

可食部	三大营养素				维生素		矿物质				
	热量	脂肪	糖类	蛋白质	膳食纤维	维生素C	烟酸	钾	钙	钠	镁	锌
95 克	88 千焦	0.1 克	5 克	0.9 克	1 克	21 毫克	0.3 毫克	173 毫克	36 毫克	61.8 毫克	16 毫克	0.3 毫克

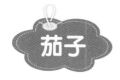 **建议食用量：每天 200 克。**

> 对降压的好处

茄子含有丰富的芸香苷、维生素 E，能防止癌变，能降低血液中的胆固醇含量，预防动脉硬化，还可调节血压，保护心脏。

> 降压最好这样吃

茄子的制作方法多种多样，无论是煮汤，还是油炸、凉拌，都能够做出风味俱佳的菜肴。在购买茄子的时候，要选择新鲜的茄子，这样不用刨除外皮，能够保留更多的营养价值。茄子有降脂的功效，如果与猪肉同食，则可有效降低猪肉中的油脂，避免脂肪在体内堆积，防止动脉硬化。

> 降压食谱推荐——鱼香茄子

用料：茄子 250 克，盐、白糖、酱油、醋、葱、姜、蒜、淀粉各适量。

做法：

1.将茄子洗净，切花刀，这样方便入味。在平底锅内放油烧热，倒入茄子两面煎软，捞出备用。葱、姜洗净，切碎。

2.锅中倒油烧热，放入葱、姜、白糖、盐、醋、酱油，炒出香味，然后加少量水，放入茄子翻炒，待汁变少时，用水淀粉勾芡，即可出锅。

功效：这道菜味美可口，适合没有食欲的高血压患者食用。

影响血压的营养素含量表（以 100 克食物为例）

可食部	三大营养素					维生素		矿物质				
	热量	脂肪	糖类	蛋白质	膳食纤维	维生素C	烟酸	钾	钙	钠	镁	锌
93克	88千焦	0.2克	4.9克	1.1克	1.3克	5毫克	0.6毫克	142毫克	24毫克	5.4毫克	13毫克	0.23毫克

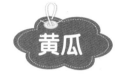 **黄瓜** 建议食用量: 每天 200 克。

➡ 对降压的好处

黄瓜含水量多, 为低热量食物, 比较适合高血压、高血脂的患者食用。黄瓜中的膳食纤维能促进粪便排泄, 排出人体垃圾, 治疗便秘, 从而防治由便秘引发的高血压。另外, 黄瓜利尿, 能够使人体排出血液中多余的胆固醇和钠, 从而使得血液的浓度降低, 起到调节血压的作用。

➡ 降压最好这样吃

吃黄瓜时最好不要削皮, 黄瓜皮中含有丰富的 β-胡萝卜素, 对人体有益。另外, 黄瓜中维生素的含量较少, 在吃黄瓜的同时最好搭配其他食物。腌黄瓜含有较多的钠盐, 高血压患者不要吃。

➡ 降压食谱推荐——黄瓜炒肉

用料: 黄瓜 200 克, 猪瘦肉 100 克, 葱、姜、酱油、盐、植物油各适量。

做法:

1. 黄瓜洗净, 切成丁。猪肉洗净, 切成丁。

2. 葱、姜洗净, 切成丝。

3. 炒锅烧热, 倒油, 油烧至七成热时放入葱丝、姜丝爆香, 然后放入肉丁翻炒, 倒入适量酱油。

4. 倒入黄瓜丁翻炒, 炒熟后加入盐调味即可。

功效: 黄瓜中的维生素 B_1 能够改善人体的神经, 起到安神静心的效果, 在夏日食用, 效果更加明显。

影响血压的营养素含量表(以 100 克食物为例)

可食部	三大营养素					维生素		矿物质				
	热量	脂肪	糖类	蛋白质	膳食纤维	维生素C	烟酸	钾	钙	钠	镁	锌
92克	63 千焦	0.2 克	2.9 克	0.8 克	0.5 克	9毫克	0.2毫克	102 毫克	24 毫克	4.9 毫克	15 毫克	0.18 毫克

 **建议食用量：每天 200 克。**

对降压的好处

南瓜营养丰富，富含蛋白质、膳食纤维、胡萝卜素、B 族维生素、维生素 C 以及钾、钙、磷、钴等营养素，常吃南瓜能防治动脉粥样硬化，起到降低血糖、降低血压等功效。南瓜富含膳食纤维，能防止便秘，促进钠的排泄，降低血压。南瓜属于高钾、高钙、低钠的蔬菜，特别适合高血压患者食用。

降压最好这样吃

南瓜的变质不同于其他的果蔬，往往是从内部开始变质的，所以在食用前需要注意检查南瓜心部的新鲜程度，以免吃了变质的南瓜。

用南瓜制作菜肴的时候要少加醋甚至是不加醋，以免破坏南瓜的营养成分。

降压食谱推荐——南瓜胡萝卜粥

用料：大米 50 克，南瓜 100 克，胡萝卜 100 克。

做法：

1. 大米洗净，用水浸泡 2 小时。
2. 把南瓜去皮去瓤，切成块。胡萝卜洗净，切碎。
3. 把水烧开，倒入浸泡的大米，熬粥 40 分钟。
4. 放入南瓜和切碎的胡萝卜，继续边搅拌边熬煮 30 分钟至软烂即可。

功效：南瓜中含有的多种氨基酸能够增强人体免疫能力。南瓜中的脂类物质还能对前列腺疾病起到一定的改善和预防的作用。南瓜中的蛋白质能够帮助人们调节渗透压，改善水肿现象。

影响血压的营养素含量表（以 100 克食物为例）

可食部	三大营养素					维生素		矿物质				
	热量	脂肪	糖类	蛋白质	膳食纤维	维生素 C	烟酸	钾	钙	钠	镁	锌
85 克	92 千焦	0.1 克	5.3 克	0.7 克	0.8 克	8 毫克	0.4 毫克	145 毫克	16 毫克	0.8 毫克	8 毫克	0.14 毫克

● 肉蛋类

 **建议食用量：每天 60 克。**

➡ 对降压的好处

牛瘦肉蛋白质所含的必需氨基酸较多，而胆固醇和脂肪的含量较低，这对预防高血压有好处。牛瘦肉中富含锌元素，增加锌的摄入量能防止镉增高而诱发的高血压。另外，牛瘦肉的钾元素含量丰富，能促进体内钠从尿液中排出，增加钾浓度，保护血管，对调节血压有益。

➡ 降压最好这样吃

牛肉最好不要烤着吃，因为其中的氨基酸丰富，在熏烤条件下容易产生苯并芘和亚硝胺等致癌物质。消化力弱、高脂肪、高胆固醇的人不宜多食牛肉。牛肉不易熟烂，烹制时放一个山楂、一块橘皮或一点儿茶叶，可使牛肉更快熟烂。

➡ 降压食谱推荐——胡萝卜炖牛肉

用料：牛肉 200 克，胡萝卜 1 根，葱、姜、蒜、盐、酱油、淀粉、料酒、食用油各适量。

做法：

1. 牛肉洗净，切成块，用盐、酱油、料酒、淀粉腌制 10 分钟。
2. 胡萝卜洗净，切成片。葱洗净切成丝，姜、蒜洗净，切成片。
3. 炒锅烧热，倒油，油热时放入葱、姜、蒜爆香。倒入腌好的牛肉，翻炒。
4. 倒入胡萝卜，翻炒均匀。加适量酱油。
5. 锅中加水适量。炖半小时左右。出锅即可食用。

功效：牛肉的铁元素可以弥补身体所需，牛瘦肉中的锌和镁都可以帮助人体合成蛋白质，促进肌肉的生长发育。

影响血压的营养素含量表（以 100 克食物为例）

可食部	三大营养素					维生素		矿物质				
	热量	脂肪	糖类	蛋白质	膳食纤维	维生素C	烟酸	钾	钙	钠	镁	锌
100克	444千焦	2.3克	1.2克	20.2克	—	—	6.3毫克	284毫克	9毫克	53.6毫克	21毫克	3.71毫克

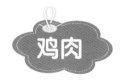 **建议食用量：每天 100 克。**

→ 对降压的好处

鸡肉含有大量的易被人体吸收的蛋白质，所以很适合人们滋补身体。鸡肉中的钾元素能促进钠的排泄，减少钠对血压的不利影响。

→ 降压最好这样吃

鸡肉常常被用来炖制汤羹，但是很多人偏爱炖出的汤汁，对于鸡肉却不太感兴趣，其实这样是不对的，鸡肉中含有大量的营养成分，是不应该被舍弃的。煲汤时最好除去鸡皮，以免摄入过多的脂肪。鸡屁股中含有有害物质较多，应该丢掉不要。

→ 降压食谱推荐——香菇鸡丝粥

用料：鸡胸肉 100 克，大米 50 克，胡萝卜 50 克，鲜香菇 2 个，盐、香葱各适量。

做法：

1. 大米淘洗干净，用清水浸泡约 1 小时。
2. 鸡肉洗净，切成丝。胡萝卜、香菇洗净，切成丁。香葱洗净，切碎。
3. 把大米熬成粥，然后放入鸡肉、胡萝卜、香菇一起煮熟。
4. 粥成后加入盐和香葱调味。

功效：这道粥鲜美可口，非常适合胃口不佳的高血压患者食用。

影响血压的营养素含量表（以 100 克食物为例）

可食部	三大营养素					维生素	矿物质				
	热量	脂肪	糖类	蛋白质	膳食纤维	维生素C	烟酸	钾	钙	钠	镁	锌
66 克	699 千焦	9.4 克	1.3 克	19.3 克	—	—	5.6 毫克	251 毫克	9 毫克	63.3 毫克	19 毫克	1.09 毫克

鸭肉

建议食用量：每天 60~80 克。

➡ 对降压的好处

鸭肉富含蛋白质、维生素 A、B 族维生素、维生素 E、铁、钾、铜、锌等多种营养素。经常食用鸭肉，可提高人体免疫力。鸭肉含有的烟酸能够降低体内胆固醇和三酰甘油的含量，对调节血压有益。鸭肉中的钾能对抗钠对升高血压的不利影响，保护血管，有助于降低血压。

➡ 降压最好这样吃

保存过久的鸭肉不宜食用，鸭肉存储过久时，鸭肉蛋白质容易变性，营养价值降低。凡体内有热者适宜食用鸭肉，体质虚弱的人、水肿的人食用鸭肉更有益。

➡ 降压食谱推荐——陈皮鸭肉

用料：陈皮 30 克，鸭肉 500 克，葱、蒜、姜、白醋、陈皮、食用油各适量。

做法：

1. 将鸭肉洗干净，切成块，葱、蒜、姜切成片。
2. 烧开水焯一下鸭肉，去除血水，再捞出，放在锅中炒干。
3. 加入植物油、姜片、葱、蒜翻炒。
4. 鸭肉出油后，再加入白醋，烧干，最后加入陈皮和水。
5. 烧开收汁，最后加入葱段炒匀起锅。

功效：陈皮酸甜，能够引起食欲。食欲不佳的人食用这道陈皮鸭肉能够改善胃口。

影响血压的营养素含量表（以 100 克食物为例）

可食部		三大营养素				维生素	矿物质					
	热量	脂肪	糖类	蛋白质	膳食纤维	维生素 C	烟酸	钾	钙	钠	镁	锌
68 克	1 005 千焦	19.7 克	0.2 克	15.5 克	—		4.2 毫克	191 毫克	6 毫克	69 毫克	14 毫克	1.33 毫克

建议食用量：每周 4 个。

➡ 对降压的好处

鸡蛋中的蛋白质在人体内消化的过程中会和胃液中的消化酶发生化学反应，反应产生的物质能够抑制高血压素的分泌，以此来降低血压。同时，蛋黄含有丰富的卵磷脂、固醇类以及钙、磷、铁、维生素 A、维生素 D 及 B 族维生素，这些成分对增进神经系统的功能大有裨益，因此，鸡蛋又是较好的健脑食品。

➡ 降压最好这样吃

鸡蛋的制作方法很多，但最能保留鸡蛋营养价值的是煮鸡蛋。需要注意的是，鸡蛋虽然营养价值很高，但也不能过多食用，因为鸡蛋中的胆固醇含量较高，过多食用鸡蛋，会增大肾脏的负担。

➡ 降压食谱推荐——番茄炒鸡蛋

用料：中等大小的番茄 3 个，鸡蛋 2 个，葱、蒜、盐、植物油各适量。
做法：
1. 将鸡蛋和番茄洗干净，番茄切成块，鸡蛋打碎拌匀。葱、蒜洗净，切碎。
2. 锅里油烧至六成热，倒入蛋液，待蛋液凝固翻炒成块状，加入番茄。
3. 炒至番茄软熟后，倒入蒜末拌炒，加入盐，撒入葱花即可。
功效：鸡蛋中的胆固醇虽然较多，但是鸡蛋中同样有很多的卵磷脂，能够降低心血管疾病发生的概率，所以对老年人来说是不需要过多担心就可以食用的食物。

影响血压的营养素含量表(以 100 克食物为例)

可食部	三大营养素				维生素		矿物质				
	热量	脂肪	糖类	蛋白质	膳食纤维	维生素 C	烟酸	钾	钙	钠	镁	锌
88克	603千焦	8.8克	2.8克	13.3克	—	—	0.2毫克	154毫克	56毫克	131.5毫克	10毫克	1.1毫克

● 菌藻类

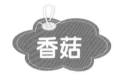 **香菇** **建议食用量：每天 80 克。**

➡ 对降压的好处

香菇含有嘌呤、胆碱，它们能帮助人体降血压、降血脂。所以，对于高血压、动脉硬化的人来说，食用香菇对人体非常有益。香菇中还含有很多营养成分，如蛋白质、脂肪、多糖、氨基酸、维生素等。食用香菇能够改善体质，增强自身的抵抗力。

➡ 降压最好这样吃

香菇在储存的时候，一般都是晒干后再进行保存的，所以在食用之前需要用水泡发，再洗干净食用。香菇的菌盖因为褶皱较多，所以是清洗的重点部位。

➡ 降压食谱推荐——香菇鸡汤

用料：香菇 100 克，枸杞 30 克，三黄鸡 500 克，葱、姜、蒜、盐、料酒、食用油等适量。

做法：

1. 将三黄鸡收拾干净，切成块，锅里加水、葱、姜、料酒，加鸡块。香菇洗净。

2. 水烧开后捞出浮沫。

3. 大火煮开之后，改为小火煮 40 分钟，直到汤汁变白，加入香菇。

4. 再煮 20 分钟，待香菇软糯即可。

功效：香菇营养丰富，加上鸡肉一起炖制，口味更加鲜美。

影响血压的营养素含量表(以 100 克食物为例)

可食部	三大营养素				维生素		矿物质				
香菇（干）95 克	热量	脂肪	糖类	蛋白质	膳食纤维	维生素 C	烟酸	钾	钙	钠	镁	锌
	883 千焦	1.2 克	61.7 克	20 克	31.6 克	5 毫克	20.5 毫克	464 毫克	83 毫克	11.2 毫克	147 毫克	8.57 毫克

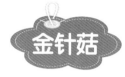 **建议食用量：每天 80 克。**

🔶 对降压的好处

金针菇含有丰富的维生素 B、维生素 C、多种矿物质元素，还含有丰富的氨基酸。长期食用金针菇，可以保护肝脏、胃等。金针菇中钾含量较高，钠含量较低，非常适合高血压患者食用。

🔶 降压最好这样吃

金针菇最好在食用前撕开、洗净，泡在淡盐水中去除细菌。金针菇在制作的过程中，最好不要煮的时间过长，否则会使金针菇的营养价值降低，不能起到应有的功效。

🔶 降压食谱推荐——凉拌金针菇

用料：红椒 30 克，金针菇 300 克，盐、糖、葱、蒜、生抽、蚝油各适量。

做法：

1. 将金针菇去根撕开，辣椒切成丝，放入开水中焯熟。

2. 将金针菇和辣椒捞起放在纯净水里冷却，再捞出。

3. 葱蒜切成末，加入盐和糖，放入生抽和蚝油，调成酱汁。

4. 将酱汁均匀地淋在金针菇上，拌匀即可。

功效：这一道凉拌金针菇能够帮助人们健脾开胃，驱除疲惫。

影响血压的营养素含量表（以 100 克食物为例）

可食部	三大营养素				维生素		矿物质				
	热量	脂肪	糖类	蛋白质	膳食纤维	维生素 C	烟酸	钾	钙	钠	镁	锌
100 克	109 千焦	0.4 克	6 克	2.4 克	2.7 克	2 毫克	4.1 毫克	195 毫克	—	4.3 毫克	17 毫克	0.39 毫克

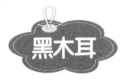 **黑木耳**　　建议食用量：每天 100 克（水发）。

对降压的好处

黑木耳的肉质鲜嫩细腻，含有大量的蛋白质、脂肪和维生素。作为植物，黑木耳的蛋白质含量可以媲美肉质食物。蛋白质能够使人体血管变软，将钠从细胞中分离出来，从而帮助高血压患者排出多余的钠，达到降低血压的目的。

降压最好这样吃

黑木耳一般吃之前要经过泡发，人们一般很少直接食用新鲜的黑木耳。

木耳宜和鸡蛋搭配食用。木耳和鸡蛋中均含有钙和磷，二者搭配，可增加钙、磷的含量，钙和磷还会形成磷酸钙，可强健骨骼和牙齿。

木耳也适宜和黄瓜搭配食用。黄瓜中维生素 C 含量较高，能增强人体对铁的吸收。

降压食谱推荐——酸辣黑木耳

用料：红辣椒 40 克，青辣椒 40 克，黑木耳 300 克，葱、姜、醋、料酒、酱油、盐、白糖各适量。

做法：

1. 将黑木耳泡发，青椒、红椒去籽切成小段。

2. 生姜切成丝，将醋、料酒、酱油、盐、白糖调成酱汁。

3. 将黑木耳在开水中焯一下捞出，油锅烧热，爆香姜丝、红椒、青椒，倒入黑木耳。

4. 沿着锅边倒入酱汁，炒均匀即可。

功效：木耳中铁的含量极为丰富，常吃能防治缺铁性贫血。

影响血压的营养素含量表（以 100 克食物为例）

可食部		三大营养素				维生素		矿物质				
黑木耳（水发）100 克	热量	脂肪	糖类	蛋白质	膳食纤维	维生素 C	烟酸	钾	钙	钠	镁	锌
	88 千焦	0.2 克	6 克	1.5 克	2.6 克	1 毫克	0.2 毫克	52 毫克	34 毫克	8.5 毫克	57 毫克	0.53 毫克

建议食用量：每天 60 克。

对降压的好处

海带含有丰富的矿物质元素，如钙、钾、碘等。海带中的矿物质元素钾能够帮助高血压患者控制血液中钠的浓度，有降低血压的作用。另外，海带中的多糖类物质对高血压并发冠心病、血脂异常症的患者有益处。

降压最好这样吃

海带宜和维生素 C 含量丰富的食物一起搭配食用。海带中缺乏维生素 C，但富含铁，二者搭配，能促进铁元素的吸收，尤其适合贫血者食用。

海带不能浸泡时间过长，否则会流失大部分的营养，导致本身的营养价值变低。海带中含有丰富的碘，不适合甲亢患者食用。

降压食谱推荐——海带排骨汤

用料：海带 200 克，排骨 500 克，生姜、鸡精、盐、味精各适量。

做法：

1.将海带泡发洗干净，切成小段，在开水里焯一下。

2.将海带、排骨、生姜一起放在锅里加水，开大火煮 10 分钟，捞出浮渣。

3.改小火煮 2 小时，放入鸡精、盐、味精调味即可。

功效：海带中丰富的纤维素能够作用于肠道，排出肠道内部的废弃物和毒素，能够清理肠胃、解毒清热，还能促进肠道蠕动，改善便秘。

影响血压的营养素含量表（以 100 克食物为例）

可食部	三大营养素					维生素	矿物质					
100 克	热量	脂肪	糖类	蛋白质	膳食纤维	维生素 C	烟酸	钾	钙	钠	镁	锌
	50 千焦	0.1 克	2.1 克	1.2 克	0.5 克	–	1.3 毫克	246 毫克	46 毫克	8.6 毫克	25 毫克	0.16 毫克

 **紫菜** 建议食用量：每天 40 克。

➜ 对降压的好处

紫菜含有大量的碘元素、铁元素、维生素 B 和蛋白质。紫菜含有的蛋白质和大豆一样，都是优质的植物蛋白。这些蛋白能够与胃液中的消化酶产生化学反应，生成物能够抑制激素、高血压素的分泌，从而起到降低血压的作用。

➜ 降压最好这样吃

要避免过多食用紫菜，否则会造成消化不良，甚至会引起腹部疼痛、腹泻等症状。紫菜容易返潮变质，应在密闭、干燥、阴凉的环境中存放。紫菜使用前要用清水泡发，中间换一两次水，尽量清除污物，以免对人体造成伤害。

➜ 降压食谱推荐——紫菜蛋花汤

用料：紫菜 60 克，鸡蛋 100 克，葱、味精、盐、香油、食用油各适量。

做法：

1.将紫菜泡软，待用。锅内入油炒香葱花。

2.加入清水烧开，加入紫菜，转小火煮，再加入盐和鸡精。

3.鸡蛋打碎拌匀，改为大火。

4.将蛋液倒入紫菜汤内，烧开，加上一点儿香油即可。

功效：紫菜性寒，肠胃消化功能不良、腹泻者不要食用。

影响血压的营养素含量表(以 100 克食物为例)

可食部		三大营养素				维生素		矿物质				
	热量	脂肪	糖类	蛋白质	膳食纤维	维生素C	烟酸	钾	钙	钠	镁	锌
100克	866 千焦	1.1 克	44.1 克	26.7 克	21.6 克	2 毫克	7.3 毫克	1796 毫克	264 毫克	710.5 毫克	105 毫克	2.47 毫克

● 水产类

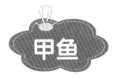
建议食用量：每周 80 克。

对降压的好处

甲鱼肉含有多种维生素和微量元素，能够加强身体的抵抗力，对于大病初愈的人来说是一道很好的菜肴。甲鱼对人体具有较好的净血作用，能够改善高血压患者血液黏稠度过高的症状。

降压最好这样吃

甲鱼的清洗有别于其他的食物，甲鱼肉都在壳内，在宰杀之后要用热水烫两三分钟，然后才能最方便地取出甲鱼肉。需要注意的是，甲鱼的裙边是甲鱼最鲜美的部位，在清理甲鱼的过程中应该不要损伤裙边。

降压食谱推荐——清炖甲鱼

用料：甲鱼 1 只，红枣、桂圆、莲子、葱、姜、盐、料酒适量。

做法：

1. 将活甲鱼去头，宰杀放血，热水烫 1 遍去皮，切成小块。

2. 将水烧开，加入料酒，放入甲鱼焯一下，捞出放在砂锅里。

3. 加入葱、姜、红枣、莲子、桂圆炖一个半小时后加入盐调味即可。

功效：甲鱼中富含维生素 E、维生素 A，还有多种氨基酸和丰富的胶原蛋白，不仅能够提高人体的免疫力，而且能促进新陈代谢、降低血压。

影响血压的营养素含量表（以 100 克食物为例）

可食部	三大营养素				维生素		矿物质				
	热量	脂肪	糖类	蛋白质	膳食纤维	维生素C	烟酸	钾	钙	钠	镁	锌
70克	494千焦	4.3克	2.1克	17.8克	—	—	3.3毫克	196毫克	70毫克	96.9毫克	15毫克	2.31毫克

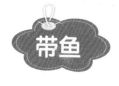 **带鱼** 建议食用量：每天 20 ~ 50 克。

⮕ 对降压的好处

带鱼肉肥嫩味美，营养丰富，带鱼的脂肪含量高于其他鱼类，但多为不饱和脂肪酸，具有降低胆固醇的作用。带鱼还含有丰富的蛋白质、维生素以及矿物质，有补脾益气、暖胃养肝的功效。带鱼丰富的镁元素，对心血管有很好的保护作用，也有降低血压的作用。另外，带鱼中的不饱和脂肪酸可以降低胆固醇，预防高血压。

⮕ 降压最好这样吃

鲜带鱼与木瓜同食，对产后少乳、外伤出血等症具有一定疗效。

带鱼忌用牛油、羊油煎炸；不可与甘草、荆芥同食。

皮肤病或皮肤过敏者不宜食用带鱼。

⮕ 降压食谱推荐——红烧带鱼

原料：带鱼段 450 克，青、红椒各 100 克，小葱、姜、蒜、老抽、盐、水淀粉各适量。

做法：

1. 带鱼段收拾干净，青、红椒切成块，小葱切成段，姜和蒜切成片。

2. 油烧至六成热时放入带鱼段，炸至两面金黄，捞出。

3. 锅内留适量油，放入姜、蒜片和葱段炒出香味，倒入青、红椒块翻炒。

4. 下带鱼段，加老抽、盐和一小碗水，煮开后淋入水淀粉翻炒均匀即可。

功效：这道菜味美可口，脂肪含量低。

影响血压的营养素含量表（以 100 克食物为例）

可食部	三大营养素				维生素		矿物质				
	热量	脂肪	糖类	蛋白质	膳食纤维	维生素C	烟酸	钾	钙	钠	镁	锌
76克	532千焦	4.9克	3.1克	17.7克	—	—	2.8毫克	280毫克	28毫克	150毫克	43毫克	0.7毫克

 **建议食用量：每天 50 克。**

➡ 对降压的好处

草鱼鱼肉鲜美，营养丰富，含有丰富的不饱和脂肪酸和钾、硒等营养物质。不饱和脂肪酸可改善血液循环，降低血液黏稠度，对降低血压有好处。另外，草鱼含有丰富的钾元素，钾可促进体内钠的排泄，有效改善高血压症状。

➡ 降压最好这样吃

草鱼宜和豆腐同食，二者同食有补中健胃、利水消肿的功效。

草鱼味鲜，烹调时不用味精就很鲜美。

做鱼时火力不能太大，以免把鱼肉煮散。

一般人群均可食用，尤其适宜虚劳、风虚头痛、肝阳上亢的人。

➡ 降压食谱推荐——清炖草鱼

用料：草鱼 300 克，香菇 4 个，葱、姜、蒜、盐、花椒、植物油各适量。

做法：

1. 香菇洗净，切碎；葱、姜、蒜洗净，切碎。

2. 将鱼收拾干净，切成段。在鱼身上抹盐，使之入味，腌制一会儿。

3. 锅内油热时倒入葱、姜、蒜爆出香味，然后把鱼块放入略略煎一下，加入适量水，放入香菇末，煮熟后即可食用。

功效：草鱼具有开胃、滋补的功效，身体瘦弱、食欲不振的人要常食用。

影响血压的营养素含量表（以 100 克食物为例）

可食部	三大营养素					维生素	矿物质				
	热量	脂肪	糖类	蛋白质	膳食纤维	维生素C	烟酸	钾	钙	钠	镁	锌
58克	473千焦	5.2克	–	16.6克	–	–	2.8毫克	312毫克	38毫克	46毫克	31毫克	0.87毫克

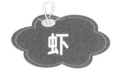 **虾**　建议食用量：每天 20 ~ 50 克。

对降压的好处

虾含有丰富的镁，镁对心脏活动具有重要的调节作用，能很好地保护心血管系统，它可减少血液中胆固醇含量，防止动脉硬化，同时还能扩张冠状动脉，有利于预防高血压及心肌梗死。

降压最好这样吃

中老年人、孕妇、心血管病患者、腰脚无力之人适合食用，同时适宜中老年人中因缺钙而小腿抽筋者食用。

人身上生疮或阴虚火旺时不宜食用。

皮肤湿疹、皮炎、过敏性炎症者不宜食用。

降压食谱推荐——水煮虾

用料：大虾 300 克，葱、姜、盐、鸡精各适量。

做法：

1. 把虾洗净，去虾线。葱、姜切碎备用。

2. 铁锅烧热，放入适量花生油烧至七八成热。放入葱、姜爆出香味。

3. 放入大虾，炒一会儿后，加一些水。

4. 等虾变成黄色时放入盐、鸡精调味，要咸淡适宜。盛出就可以食用了。

功效：经常食用虾对病后体弱和身体虚弱有调理的功效。

影响血压的营养素含量表（以 100 克食物为例）

可食部	三大营养素				维生素	矿物质					
海虾	热量	脂肪	糖类	蛋白质	膳食纤维	维生素 C	烟酸	钾	钙	钠	镁	锌
51 克	331 千焦	0.6 克	1.5 克	16.8 克	—	—	1.9 毫克	228 毫克	146 毫克	302.2 毫克	46 毫克	1.44 毫克

● 水果类

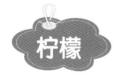 建议食用量: 每天 40 克。

➡ 对降压的好处

柠檬含有丰富的芸香苷，能够增强人体血管的弹性、保持血液流通正常、缓解高血压症状。高血压患者、心脑血管疾病患者可以通过食用柠檬来实现控制血压的目的。

➡ 降压最好这样吃

柠檬酸性太强，最好加工成饮料和食品，如柠檬汁、柠檬果酱等。

胃溃疡、胃酸分泌过多、患有龋齿者和糖尿病患者最好不要食用柠檬，以免加重病情。

柠檬的外用功效很多，可作为除臭剂，可预防蚊虫叮咬、治愈伤口等。

➡ 降压食谱推荐——冰凉柠檬苹果汁

用料: 柠檬 1 个，苹果 1 个，白糖 30 克。

做法:

1. 将苹果和柠檬洗干净，切成小块，和水一起在搅拌机中打成果汁。

2. 将果汁过滤去除浮渣。

3. 加入白糖，搅匀后放置冰箱中冷藏。

功效: 柠檬中的维生素 C 相当于我们人体的保护元素，能够替我们消除细菌，增强免疫力。

影响血压的营养素含量表(以 100 克食物为例)

可食部	三大营养素					维生素		矿物质				
	热量	脂肪	糖类	蛋白质	膳食纤维	维生素 C	烟酸	钾	钙	钠	镁	锌
66 克	147 千焦	1.2 克	6.2 克	1.1 克	1.3 克	22 毫克	0.6 毫克	209 毫克	101 毫克	1.1 毫克	37 毫克	0.65 毫克

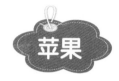 **苹果** 　**建议食用量：每天 1~2 个。**

> 对降压的好处

苹果含有大量的钾，钾能和身体中的钠盐结合，加快身体的新陈代谢，去除多余的盐分，起到降血压的效果。苹果含有多种维生素和微量元素，是所有蔬果中营养价值最接近完美的一个。除常规营养素外，苹果还富含多酚、黄酮类抗氧化物质以及果胶等，这些营养素都对人体有利。

> 降压最好这样吃

苹果与牛奶搭配同食，不仅生津去热，还能清凉解渴。工作压力大的人可吃苹果，苹果有特殊的香味，可以缓解压力过大引起的不良情绪，并能提神醒脑。苹果虽好，但不宜过量食用，因苹果性偏凉，助湿，多食会损伤脾胃，导致腹满泄泻。

> 降压食谱推荐——番茄苹果汁

用料：番茄 250 克，苹果 200 克，芹菜、柠檬汁各适量。

做法：

1. 番茄洗净去皮，苹果洗净去皮、核，均切成小丁；芹菜洗净切成小段。
2. 将番茄、苹果和芹菜放入榨汁机中榨汁，然后把液体倒入杯中。
3. 加入柠檬汁即可饮用。

功效：这道蔬果汁有促进肠道蠕动、补充维生素、增强抵抗力的作用。

影响血压的营养素含量表(以 100 克食物为例)

可食部	三大营养素				维生素		矿物质				
	热量	脂肪	糖类	蛋白质	膳食纤维	维生素 C	烟酸	钾	钙	钠	镁	锌
76 克	218 千焦	0.2 克	13.5 克	0.2 克	1.2 克	4 毫克	0.2 毫克	119 毫克	4 毫克	1.6 毫克	4 毫克	0.19 毫克

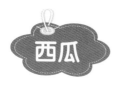 **建议食用量: 每天 50~150 克。**

→ 对降压的好处

西瓜具有利尿的作用，除了能够帮助人体加快新陈代谢之外，还能够降低身体中钠的浓度，从而起到降低血压的效果。对于高血压患者而言，夏天可以常吃西瓜，以加快身体排泄，减轻血液负担，控制血压的升高。

→ 降压最好这样吃

感冒初期的病人不能食用西瓜，因为西瓜能够加重病情或者是影响病情的稳定。产妇、肾功能不全者、脾胃虚寒者不宜食用西瓜。从冰箱刚取出的西瓜不要立即食用，待瓜温升高一些再吃。

→ 降压食谱推荐——西瓜绿茶

用料: 西瓜汁 200 克，绿茶 4 克。

做法:

1.将绿茶加入适量清水煎煮成茶汁。

2.加入西瓜汁，一起搅拌均匀即可饮用。

功效: 这道茶清热解暑、除烦止渴、稳定情绪。

影响血压的营养素含量表(以 100 克食物为例)

可食部	三大营养素				维生素		矿物质				
	热量	脂肪	糖类	蛋白质	膳食纤维	维生素C	烟酸	钾	钙	钠	镁	锌
56 克	105 千焦	0.1 克	5.8 克	0.6 克	0.3 克	6 毫克	0.2 毫克	87 毫克	8 毫克	3.2 毫克	8 毫克	0.1 毫克

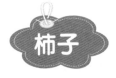 **柿子** **建议食用量：每天 40 克。**

⊙ 对降压的好处

柿子含有大量的糖分和果胶，还富含胡萝卜素。柿子中的果胶有很好的润肠通便功效，能够不断地排出血液中多余的胆固醇和钠，从而使得血液的浓度降低，使血压得以降低。果胶还能通便，能够改善患者的便秘状况。

⊙ 降压最好这样吃

慢性胃炎、消化不良等胃功能低下者以及外感风寒咳嗽者不宜食柿子；体弱多病者、产妇、月经期间女性，均忌食柿子；熟柿子含较多糖类，包括蔗糖、葡萄糖、果糖等，糖尿病患者忌食。

⊙ 降压食谱推荐——芝麻柿子饼

用料：柿子 1 个，糯米粉适量，白芝麻适量。

做法：

1. 熟透的柿子，洗干净，去皮，去蒂。

2. 把柿子放入一个大碗中，捣烂，也可以用料理机打一下使之更均匀。

3. 放入糯米粉，和成软硬适中的面团。糯米粉的量，自己掌握，面团和时以不粘手为宜。

4. 拿一小块面团，揉圆，按扁，成小饼样，把小饼两面粘上白芝麻。

5. 锅中放少许油，把饼坯放入锅中煎，煎至金黄色后，翻面煎至金黄色即可。

功效：芝麻柿子饼鲜香可口，非常适合高血压患者食用。

影响血压的营养素含量表（以 100 克食物为例）

可食部	三大营养素					维生素		矿物质				
	热量	脂肪	糖类	蛋白质	膳食纤维	维生素C	烟酸	钾	钙	钠	镁	锌
87 克	297 千焦	0.1 克	18.5 克	0.4 克	1.4 克	30 毫克	0.3 毫克	151 毫克	9 毫克	0.8 毫克	19 毫克	0.08 毫克

 **红枣** 建议食用量：每天 40 克。

➡ 对降压的好处

红枣含有丰富的维生素，铁、钾、镁、钙、磷等矿物质，还含有果糖、葡萄糖等糖类，有补中益气、滋阴养血、养心安神的食疗功效。红枣中的维生素 C 能使我们的血管变得更加柔软，能降低体内胆固醇，预防高血压。红枣中含有一种叫芸香苷的物质，能降低血压。

➡ 降压最好这样吃

对于糖尿病患者而言，因为红枣含有大量的糖分，所以应该避免食用。新鲜的红枣不适合人们大量食用，因为大量食用红枣可能会导致痰多、内腑燥热。

➡ 降压食谱推荐——冰糖红枣炖银耳

用料：银耳 50 克，冰糖 30 克，红枣 15 克。

做法：

1. 将银耳泡发去除沙粒，撕成小朵，再将红枣泡发。

2. 敲碎冰糖待用，在砂锅中加水放入红枣、银耳。

3. 大火烧开后去除浮沫，加入碎冰糖，小火熬 1 个小时即可。

功效：红枣味道甘甜，含有多种蛋白质，在经过熬煮之后味道渗入汤内，能够很好地调理脾胃、养气安神、增强免疫力。

影响血压的营养素含量表（以 100 克食物为例）

可食部	三大营养素					维生素		矿物质				
枣（鲜）	热量	脂肪	糖类	蛋白质	膳食纤维	维生素 C	烟酸	钾	钙	钠	镁	锌
87 克	511 千焦	0.3 克	30.5 克	1.1 克	1.9 克	243 毫克	0.9 毫克	375 毫克	22 毫克	1.2 毫克	25 毫克	1.52 毫克

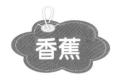 **香蕉**　**建议食用量：每天 40 克。**

> 对降压的好处

香蕉有清肠热、润肠通便的作用，对便秘的高血压患者非常有益。香蕉中的钾元素含量丰富，能帮助人体排出多余的钠，对血管的损伤也有保护作用，有助于减少降压药的用量。

> 降压最好这样吃

香蕉宜和苹果搭配食用，香蕉和苹果中的果胶能排出肠道内的铅、汞、锰及铍，有排毒的功效。

香蕉是寒性的，所以香蕉不适合内脏虚寒的人食用。空腹不宜吃香蕉。

没有熟透的香蕉不仅没有治疗便秘的作用，反而会加重病情，不要食用。

> 降压食谱推荐——冰凉香蕉奶昔

用料：香蕉 2 个，白糖 30 克，纯牛奶 250 克。

做法：

1. 将香蕉剥去皮，切成小块，倒入牛奶。

2. 一起倒入搅拌机中，打碎成汁。

3. 加入白糖，然后放入冰箱中冷藏。

功效：香蕉奶昔能够舒缓人的情绪，抚平内心的燥热，缓解疲劳。

影响血压的营养素含量表（以 100 克食物为例）

可食部	三大营养素					维生素		矿物质				
	热量	脂肪	糖类	蛋白质	膳食纤维	维生素 C	烟酸	钾	钙	钠	镁	锌
59 克	381 千焦	0.2 克	22 克	1.4 克	1.2 克	8 毫克	0.7 毫克	256 毫克	7 毫克	0.8 毫克	43 毫克	0.18 毫克

　**建议食用量：每天 1~3 个。**

➔ 对降压的好处

猕猴桃含有多种维生素，尤其是维生素 B 和维生素 C，还含有一种重要的物质——叶黄素，叶黄素是一种抗氧化剂，有降血压的功效。虽然猕猴桃并不能代替药物降低血压，但可经常食用，辅助降压。

➔ 降压最好这样吃

猕猴桃富含维生素 C，若和富含铁的食物一起食用，则能促进人体对铁的吸收。所以猕猴桃宜和富含铁的食物一起搭配食用。

腹泻、痛经、风寒感冒者不宜食用猕猴桃。

➔ 降压食谱推荐——猕猴桃果酱

用料：冰糖 50 克，白糖 30 克，猕猴桃 500 克。

做法：

1. 将猕猴桃剥皮压碎，加入白糖腌制。

2. 倒入锅中大火煮开，加入冰糖，冰糖融化后不停搅拌。

3. 一直到水分收尽，酱汁变得黏稠后，放凉装瓶。

功效：猕猴桃果酱具有降压降脂、生津养阴的功效。

影响血压的营养素含量表(以 100 克食物为例)

可食部	三大营养素				维生素		矿物质				
	热量	脂肪	糖类	蛋白质	膳食纤维	维生素C	烟酸	钾	钙	钠	镁	锌
83克	234千焦	0.6克	14.5克	0.8克	2.6克	62毫克	0.3毫克	144毫克	27毫克	10毫克	12毫克	0.57毫克

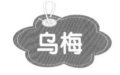 **乌梅** **建议食用量：每天 50 克。**

> 对降压的好处

乌梅含钾多而含钠较少，因此，适合高血压患者食用。乌梅中富含儿茶酸，能促进肠蠕动，因此便秘者适合食用。乌梅中含多种有机酸，有改善肝脏机能的作用，因此适合肝病患者食用。乌梅中的梅酸可软化血管，推迟血管硬化，具有防老抗衰的作用。

> 降压最好这样吃

痢疾和肠炎患者最好避免食用乌梅，以免加重病情，增添自身身体负担。空腹不要食用乌梅，以免胃酸分泌过多，导致胃部不适。

> 降压食谱推荐——乌梅汤

用料：乌梅 50 克，白糖 30 克，山楂 30 克，红糖、甘草少许。

做法：

1.将乌梅、山楂、甘草一起浸泡 1 小时。

2.倒入锅中大火烧开，再煮半个小时。

3.加入白糖，滤除浮渣，放凉后即可食用。

功效：乌梅汤酸甜可口，能够增强食欲，适合食欲不好的人饮用。

影响血压的营养素含量表(以 100 克食物为例)

可食部	三大营养素				维生素		矿物质					
	热量	脂肪	糖类	蛋白质	膳食纤维	维生素C	烟酸	钾	钙	钠	镁	锌
34 克	917千焦	2.3克	76.6克	6.8克	33.9克	4毫克	2.3毫克	161毫克	33毫克	19.3毫克	137毫克	7.65毫克

 **橘子**　建议食用量：每天 40 克。

→ 对降压的好处

橘子的果肉含有大量的维生素 C 和果酸，能够起到美容养颜、清除疲劳的作用。橘子中的维生素 C 和钾元素，均对降低血压有很好的辅助作用。常食橘子有改善疲劳、增进食欲的功效，还能预防便秘、冠心病、动脉硬化、高血压等疾病。

→ 降压最好这样吃

橘子食用十分方便，剥皮即可食用。橘子果肉表面的白衣营养价值较高，可以留在表皮和果肉一起食用。橘子里含有较多糖分，所以在吃完之后应该及时地刷牙漱口。橘子不宜吃得太多，否则可能会使人出现"橘子病"，导致皮肤变黄。

→ 降压食谱推荐——酸甜橘子果酱

用料：橘子 600 克，白糖 300 克。

做法：

1. 将橘子去皮，去掉薄膜，只剩果肉。

2. 倒入锅中，再倒入适量的白糖，大火煮开，转小火熬。

3. 熬至颜色变深、变黏稠就可以了。

功效：橘子内果肉中有丰富的果胶，能够起到降低血压、排便清肠等作用。橘子内的膳食纤维含量比较高，能够促进肠道的蠕动，在帮助缓解便秘的同时也能够进一步地降低血压。

影响血压的营养素含量表（以 100 克食物为例）

可食部	三大营养素				维生素		矿物质				
	热量	脂肪	糖类	蛋白质	膳食纤维	维生素 C	烟酸	钾	钙	钠	镁	锌
77 克	213 千焦	0.2 克	11.9 克	0.7 克	0.4 克	28 毫克	0.4 毫克	154 毫克	35 毫克	1.4 毫克	11 毫克	0.08 毫克

 **建议食用量：每天 100 克。**

→ 对降压的好处

桑葚营养丰富，含有大量的碳水化合物、维生素、苹果酸、亚油酸、鞣酸等。桑葚中含有部分脂肪酸，脂肪酸中含量最多的是亚油酸，亚油酸是不饱和脂肪酸，能够抑制血液中胆固醇的形成，从而起到降低血压的作用。不仅如此，桑葚中还含有其他的酸，如苹果酸、鞣酸等，这些营养物质都能够强健脾胃，帮助脂肪和蛋白质分解吸收。

→ 降压最好这样吃

不要一次性过多食用桑葚，因为桑葚中含有很多的鞣酸，鞣酸会影响钙质的吸收，所以缺钙较为严重的老年人应该避免食用桑葚。体虚便溏者不宜食用桑葚，儿童不宜大量食用。

→ 降压食谱推荐——桑葚粥

用料：鲜桑葚 60 克，糯米 60 克，冰糖少许。

做法：

1.糯米、桑葚洗净，放入汤锅中，加适量清水熬制成粥。

2.加入少许冰糖调味。

功效：这道粥滋养肝肾，对头晕目眩、耳鸣、腰膝酸软、便秘者有辅助食疗的功效。

影响血压的营养素含量表（以 100 克食物为例）

可食部	三大营养素					维生素		矿物质				
	热量	脂肪	糖类	蛋白质	膳食纤维	维生素C	烟酸	钾	钙	钠	镁	锌
100 克	205千焦	0.4克	13.8克	1.7克	4.1克	—	—	32毫克	37毫克	2毫克	—	0.2毫克

 **山楂** 建议食用量：每天 40 克。

对降压的好处

山楂中的有机酸能够使胃液的浓度变高，使人更好地完成消化功能。山楂含有的黄酮类化合物能扩张血管，降低血液黏稠度，防治高血压。山楂还含有丰富的膳食纤维、胡萝卜素、维生素 B_2、维生素 C、烟酸、矿物质等，具有健脾开胃、消食化滞、活血化痰的功效。

降压最好这样吃

山楂既可生食，也可加工成山楂片、山楂酒等。山楂很酸，对牙齿有一定的伤害，所以在食用山楂之后，应该马上去刷牙，以防酸性液体侵蚀牙齿，产生蛀牙。

降压食谱推荐——山楂糕

用料：清水 500 克，冰糖 30 克，山楂 500 克。

做法：

1. 将山楂洗干净去掉核，加上清水一起煮熟。

2. 将果肉压烂，去掉果皮，加入冰糖煮融。

3. 把山楂浆倒入保鲜盒，冷却后切成小块即可。

功效：脾胃不好的人能够适量地食用山楂，山楂有减缓腹痛、调节脾胃的效果。患有急性肠胃炎的人，可以适当地食用山楂糕、山楂果汁，因为山楂中的营养成分能够作用于肠胃，抑制肠胃平滑肌的痉挛。

影响血压的营养素含量表（以 100 克食物为例）

可食部	三大营养素				维生素			矿物质			
	热量	脂肪	糖类	蛋白质	膳食纤维	维生素 C	烟酸	钾	钙	钠	镁	锌
76克	398 千焦	0.6克	25.1克	0.5克	3.1克	53毫克	0.4毫克	299毫克	52毫克	5.4毫克	19毫克	0.28毫克

 **柚子** 建议食用量：每天 200 克。

对降压的好处

柚子果肉含有丰富的维生素 C、B 族维生素、叶酸、果胶、钾、铬等营养素，柚子皮也有很高的食用价值。柚子中还含有柚皮苷，能够帮助人体降低血液内的血浆浓稠度，还可以降低血压。脑血栓、高血压患者应该多食用柚子。

降压最好这样吃

柚子和橘子一样剥皮就可以食用，而柚子的皮也可以加工制作成食物。柚子皮酿制的柚子茶味道酸甜，还能够健胃消食。但是需要注意的是，腹泻的人不适合食用柚子。

降压食谱推荐——蜂蜜柚子茶

用料：柚子 1 个，冰糖 150 克，蜂蜜 80 克。

做法

1.将柚子洗干净，把表面的金黄色柚子皮切成薄片，再切成丝。

2.将柚子皮加盐搓洗，再加水浸泡 1 小时。

3.将三分之一的果肉掰成颗粒，把柚子皮加水加盐煮熟，捞出用凉水洗干净。

4.再加入柚子的果肉和冰糖，加一碗水煮至黏稠，熬制一个半小时。

5.关火凉凉，加入蜂蜜搅拌均匀，放置在密封罐内。

6.冷藏 3 天，可以泡茶喝也可以涂抹吐司直接食用。

功效：柚子有健胃消食的作用，蜂蜜能够润滑肠胃、促进消化、加速排便。

影响血压的营养素含量表（以 100 克食物为例）

可食部	三大营养素			维生素			矿物质				
	热量	脂肪	糖类	蛋白质	膳食纤维	维生素C	烟酸	钾	钙	钠	镁	锌
69克	172千焦	0.2克	9.5克	0.8克	0.4克	23毫克	0.3毫克	119毫克	4毫克	3毫克	4毫克	0.4毫克

● **其他**

核桃　**建议食用量：每天 20 克。**

→ 对降压的好处

核桃富含钾、钙等元素，能对抗钠对血压的不利影响，有效地降低血压。核桃除了补脑、改善记忆力以外，还能减少肠道对胆固醇的吸收，从而起到降低胆固醇的作用。核桃中的不饱和脂肪酸——亚油酸能够作用于肠道，使肠道对胆固醇的吸收减少，从而降低血液浓度，起到降低血压、血脂的效果。核桃中的磷脂能够合成细胞、增强细胞活性，也能在一定程度上辅助降低血压。

→ 降压最好这样吃

核桃肉表层薄薄的褐色表皮能够保护核桃的养分不流失，所以在储存的时候，不要将这层表皮去掉。核桃含油脂多，吃多了会上火和恶心，所以不要多吃。

→ 降压食谱推荐——花生核桃露

用料：核桃 250 克，白糖 30 克，花生仁 100 克。

做法：

1. 将核桃剥成仁，和花生一起炒香，去除花生红衣。

2. 将核桃仁和花生仁磨成粉末，加入砂糖和水，在锅中用中火煮开，转为小火煮浓稠。

3. 装杯即可饮用，或者凉后放置冰箱中冷藏饮用。

功效：核桃中含有安神补脑的成分，能够缓解头晕、心悸的症状。

影响血压的营养素含量表（以 100 克食物为例）

可食部	三大营养素				维生素		矿物质				
	热量	脂肪	糖类	蛋白质	膳食纤维	维生素C	烟酸	钾	钙	钠	镁	锌
核桃（干）43克	2 625 千焦	58.8 克	19.1 克	14.9 克	9.5 克	1 毫克	0.9 毫克	385 毫克	56 毫克	6.4 毫克	131 毫克	2.17 毫克

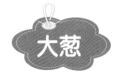

大葱 **建议食用量：每天 100 克。**

> 对降压的好处

大葱闻起来有一种辛辣的味道，这股味道来源于大葱中的葱素。葱素是一种挥发性的硫化物，能够刺激人体肠胃、加强消化液的分泌，也能促进口腔内的唾液分泌、增强食欲，还能协助降低体内胆固醇含量，减少胆固醇在血管上的堆积，从而起到降低血压的效果。所以对于高血压患者而言，多吃大葱对缓解高血压症状、降低血压有利。

> 降压最好这样吃

大葱食用之后能够使身体发汗，对于患有感冒的人来说，直接喝大葱煎水就能起到很好的治疗效果。大葱中的油分对人的呼吸道有一定的刺激作用，因为感冒而在呼吸道中堆积浓痰的人，可以通过吃大葱通鼻窍。

> 降压食谱推荐——大葱炮羊肉

用料：大葱 100 克，羊肉 500 克，红辣椒、蒜、姜、香菜少许，香油、食用油、鸡精、盐各适量。

做法：

1.将羊肉切成片，用盐、黄酒、生抽腌制 20 分钟。

2.葱、辣椒、姜切成片，香菜切成段。

3.大火加油爆炒羊肉至五分熟捞出，保持羊肉滑嫩。

4.锅中加入蒜、葱、红辣椒炒均匀，再加入羊肉。

5.炒至大葱变软，放入香菜、香油、鸡精，翻炒均匀起锅。

功效：多食大葱会对胃肠道疾病产生刺激作用，患有胃肠道疾病的人应严格控制食用量。

影响血压的营养素含量表（以 100 克食物为例）

可食部			三大营养素			维生素		矿物质				
	热量	脂肪	糖类	蛋白质	膳食纤维	维生素 C	烟酸	钾	钙	钠	镁	锌
82克	126千焦	0.3克	6.5克	1.7克	1.3克	17毫克	0.5毫克	144毫克	29毫克	4.8毫克	19毫克	0.4毫克

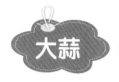 **大蒜** **建议食用量：每天 30 克。**

➡ 对降压的好处

大蒜的营养丰富，其中含有钾、维生素等人体必需营养元素，能有效地帮助机体排出多余的钠，起到降低血压的效果。丰富的钙、镁元素有利于血压的降低。生大蒜会有一股辣味，这是所含物质硫化丙烯的味道，硫化丙烯能够帮助人们通鼻窍，缓解感冒症状。

➡ 降压最好这样吃

对于视力不佳的人来说，吃大蒜可能会影响视力，所以不建议经常食用。大蒜对人体的刺激性大，对药物的吸收有较为明显的干扰作用，所以患病服药的人最好避免食用大蒜，以免影响药效。在炒菜的时候，高血压患者可以选择稍微多放点儿大蒜，增加大蒜的摄入。

➡ 降压食谱推荐——蒜蓉菠菜

原料：菠菜 200 克，姜、蒜、盐、玉米油各适量。

做法：

1. 把菠菜洗净，切成小段。姜洗净，切成片。蒜切碎。

2. 锅内放水，烧开，然后放入菠菜、姜片、玉米油，把菠菜放入开水中焯一下，捞出，沥干水分。

3. 炒锅放油，油热时倒入一半蒜蓉爆香，倒入菠菜翻炒几下。

4. 倒入剩下的一半蒜蓉，放入盐调味，搅拌均匀，即可食用。

功效：菠菜含有丰富的膳食纤维，可促进排便。菠菜和蒜一起食用，有助于防治高血压。

影响血压的营养素含量表（以 100 克食物为例）

可食部	三大营养素				维生素		矿物质				
	热量	脂肪	糖类	蛋白质	膳食纤维	维生素C	烟酸	钾	钙	钠	镁	锌
85 克	527 千焦	0.2 克	27.6 克	4.5 克	1.1 克	7 毫克	0.6 毫克	302 毫克	39 毫克	19.6 毫克	21 毫克	0.88 毫克

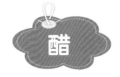 **醋** **建议食用量：每天 20 克。**

对降压的好处

醋能够降血压、降血脂，所以高血压、高脂血症的患者应该比正常人稍微多吃一点儿醋。醋还能消除疲劳、安神静气，所以脾气暴躁、情绪冲动的高血压患者适当地吃醋能够平复心情、滋养肝脏，能够达到控制血压的目的。

降压最好这样吃

在饭菜中加入了醋能够激起人们的食欲，改善食欲不佳的状况。用醋制作凉菜也十分简单，醋可以直接腌渍黄瓜、花生、莲藕等。胃酸过多、筋骨酸痛或服用碱性药物的人不要吃醋。不要空腹喝醋，以免刺激肠胃分泌更多胃酸。

降压食谱推荐——醋泡黑豆

用料：黑豆 100 克，白糖 30 克，蜂蜜 80 克。

做法：

1. 将黑豆放在锅中干炒，炒到黑豆爆皮，转小火炒 5 分钟。

2. 凉后放在容器中，加入陈醋至刚刚淹没黑豆，待黑豆吸干醋，盛盘。

3. 加入蜂蜜搅拌均匀即可。

功效：对于消化不好的人而言，吃醋制的食物能够帮助胃更加充分地消化食物。

影响血压的营养素含量表（以 100 克食物为例）

可食部	三大营养素			维生素		矿物质					
	热量	脂肪	糖类	蛋白质	膳食纤维	维生素C	烟酸	钾	钙	钠	镁	锌
100 克	130 千焦	0.3 克	4.9 克	2.1 克	—	—	1.4 毫克	351 毫克	17 毫克	262.1 毫克	13 毫克	1.25 毫克

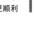

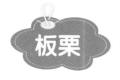 **板栗** 建议食用量：每天 20~30 克。

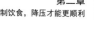 对降压的好处

鲜板栗含有丰富的维生素 C。维生素 C 能够促进胆固醇的转化，减少人体对胆固醇的吸收，有助于降低血压。板栗中丰富的不饱和脂肪酸可降低人体中有害胆固醇的含量，对降低血压有益。另外，板栗味甘性平，营养丰富，是抗衰老、延年益寿的滋补佳品。

 降压最好这样吃

不新鲜的板栗容易变质霉烂，霉变的板栗不能食用。

板栗生吃难消化，熟的吃太多也容易导致身体不适，所以一次不宜多吃。

板栗含淀粉较多，吃太多会摄入过多的热量，不利于保持体重。

 降压食谱推荐——板栗烧白菜

用料：大白菜心 100 克，板栗 50 克，植物油、火腿、竹笋、香油、盐各适量。

做法：

1. 将白菜心切成长条；火腿，竹笋切成排骨片；板栗剥去外壳。

2. 将油倒入锅内，上火烧至六成热时，放入板栗、白菜，稍微炸一下，捞出控净油。

3. 锅内留底油，加火腿片、竹笋片翻炒，再加白菜、板栗、盐，用大火烧开，再用小火焖 5 分钟，淋香油出锅即可。

功效：这道菜营养丰富，适合高血压患者食用。

影响血压的营养素含量表（以 100 克食物为例）

可食部		三大营养素				维生素		矿物质				
板栗（鲜）80 克	热量	脂肪	糖类	蛋白质	膳食纤维	维生素 C	烟酸	钾	钙	钠	镁	锌
	774 千焦	0.7 克	42.2 克	4.2 克	1.7 克	24 毫克	0.8 毫克	442 毫克	17 毫克	13.9 毫克	50 毫克	0.57 毫克

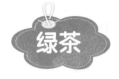 **绿茶** **建议食用量：每天 10 克。**

> 对降压的好处

绿茶没有经过发酵，保留了很多的天然物质，如茶多酚、叶绿素、咖啡因等，所以和其他茶相比，绿茶对身体的好处更多。绿茶中含有黄酮醇素，能够防止血液凝结，使人体血管变软，有利于人体排出多余的钠，有利于高血压患者降低血压。

> 降压最好这样吃

禁喝头遍茶，因为茶叶在栽培与加工过程中受到农药等有害物的污染，茶叶表面总有一定的残留。忌空腹喝茶，空腹喝茶可稀释胃液，降低消化功能，致使茶叶中不良成分大量入血，引发头晕、心慌、四肢举动无力等症状。

> 降压食谱推荐——三七茶

用料：三七 3 克，绿茶 2 克。

做法：

1.三七洗净后晒干，切成片。

2.三七与绿茶一同放入杯中，冲入沸水，闷泡 10 ~ 15 分钟后即可饮用。

功效：活血、降压、降脂。

影响血压的营养素含量表(以 100 克食物为例)

可食部	三大营养素					维生素		矿物质				
	热量	脂肪	糖类	蛋白质	膳食纤维	维生素C	烟酸	钾	钙	钠	镁	锌
100克	1 239 千焦	2.3 克	50.3 克	34.2 克	15.6 克	19 毫克	8 毫克	1661 毫克	325 毫克	28.2 毫克	196 毫克	4.34 毫克

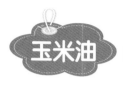 **建议食用量：每天 9~15 克。**

➡ 对降压的好处

玉米油含有亚油酸，亚油酸能够清除血液中对身体有害的胆固醇，使体内胆固醇代谢加快，并防止动脉硬化，而且胆固醇含量降低能有效地防治高血压。玉米油还富含维生素 A、维生素 D、维生素 E，营养价值较高，味道好，具有降低胆固醇、抗癌、防衰老等多种功效，是一种被广泛使用的食用油。

➡ 降压最好这样吃

玉米油在制作菜肴的时候，不能高温烧制时间过长，因为当玉米油散发浓烟的时候，就开始劣化，不适合人体食用。而且玉米油最好不要重复使用，因为用过的油经氧化后分子会聚合变大，油呈黏稠状，容易劣化变质。

➡ 降压食谱推荐——番茄土豆丝

用料：番茄 100 克，土豆 200 克，玉米油 5 克，盐、糖、葱花各适量。

做法：

1. 番茄洗净，切成块；土豆洗净，切成丝。
2. 锅内加入玉米油烧热，同时下番茄和土豆丝，炒至番茄软烂。
3. 加盐、糖调味，撒葱花出锅。

功效：这道菜能促进食欲，调节血压。

影响血压的营养素含量表(以 100 克食物为例)

可食部	三大营养素					维生素		矿物质				
100 克	热量	脂肪	糖类	蛋白质	膳食纤维	维生素C	烟酸	钾	钙	钠	镁	锌
	3 746 千焦	99.2 克	—	—	—	—	—	2 毫克	1 毫克	1.4 毫克	3 毫克	0.26 毫克

 **香油** **建议食用量：每天 2~6 克。**

对降压的好处

香油又称"芝麻油"，是从芝麻里提炼出来的，有特殊的香味。香油中含有人体必需的微量元素，而且胆固醇的含量比动物脂肪要低。香油中含有亚油酸、棕榈酸等不饱和脂肪酸。不饱和脂肪酸能够消除动脉上胆固醇的沉积，还能协助排出多余的钠，实现降低血压的目的。

降压最好这样吃

患有痢疾和肠炎的人不适合多吃香油。患有腹泻等肠胃症状的人也不适合食用过多的香油。香油不宜高温烹制，以免加热后失去香气，最好做凉拌菜时食用。

降压食谱推荐——香油苦瓜

用料：苦瓜 300 克，香油 30 克，大蒜、盐。

做法：

1. 将凉水烧开，放入切好了的苦瓜，烫 1 分钟。

2. 再把苦瓜放在凉水中过凉，沥干，将大蒜捣成泥。

3. 在苦瓜中加入大蒜、盐、香油，拌匀即可食用。

功效：香油能够加快人体新陈代谢，和苦瓜一起搭配制作菜肴能够起到增强食欲、促进新陈代谢的功效。

影响血压的营养素含量表(以 100 克食物为例)

可食部	三大营养素			维生素			矿物质				
	热量	脂肪	糖类	蛋白质	膳食纤维	维生素C	烟酸	钾	钙	钠	镁	锌
100 克	3 759 千焦	99.7 克	0.2 克	—	—	—	0.2 毫克	—	9 毫克	1.1 毫克	3 毫克	0.17 毫克

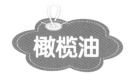 **建议食用量：每天 20 克。**

对降压的好处

橄榄油被称为液体黄金，因为橄榄油含有大量的营养成分，如油酸、维生素和一些抗氧化物质等。大量的油酸是橄榄油被称为液体黄金的重要原因，因为油酸作为单不饱和脂肪酸，能够降低人体中血脂的含量，能够消除动脉上多余的胆固醇，还能协助排出多余的钠，从而实现降低血压的功效。

降压最好这样吃

橄榄油更适合凉拌蔬菜，因为其中的单不饱和脂肪酸在高温下容易变成反式脂肪酸，影响人体健康。

存放橄榄油时，最好不要与空气接触，不要久存，以免损坏营养物质。

降压食谱推荐——橄榄油色拉

用料：橄榄油 60 克，黄瓜 1 根，小番茄七八个，紫甘蓝半个，蓝莓 40 克，柠檬汁、黑胡椒适量。

做法：

1.将蓝莓浸泡洗干净，黄瓜、小番茄切成片，紫甘蓝切成丝。

2.在大碗中挤入柠檬汁，再将切好的果蔬放在碗中。

3.淋入橄榄油，撒入现磨黑胡椒碎，拌匀即可。

功效：橄榄油搭配果蔬能够使菜肴口味更加自然，果蔬的清甜和橄榄油的清香在一起，能够将色拉的风味最大限度地体现出来。

影响血压的营养素含量表（以 100 克食物为例）

可食部	三大营养素				维生素	矿物质					
	热量	脂肪	糖类	蛋白质	膳食纤维	维生素C	烟酸	钾	钙	钠	镁	锌
100克	3 763千焦	99.9克	—	—	—	—	—	—	—	—	—	—

 酸奶　建议食用量：每天 100 克。

对降压的好处

酸奶中的乳酸菌能抑制身体合成胆固醇还原酶，所以能够抑制身体产生较多的胆固醇，有效地控制血压。因此，对于高血压患者而言，喝酸奶既可以促进消化，又能控制血压，还可以维护肠道菌群生活环境，使有害菌类无法入侵肠道。

降压最好这样吃

酸奶有少许不好的作用，如轻泻作用，腹泻的患者应该避免食用。酸奶适合凉喝，加热之后不可以饮用。在夏季要喝新鲜的酸奶。还要注意，不能空腹饮用酸奶。

降压食谱推荐——草莓酸奶色拉

用料：葡萄干 30 克，苹果 1 个，橙子 1 个，酸奶 200 克。

做法：

1. 将草莓用淡盐水泡 5 分钟，去掉叶子，切成小块再次用淡盐水浸泡；橙子剥皮，切成小块；苹果切成小块。

2. 将橙子、苹果、葡萄干、草莓一起混合，倒上酸奶即可。

功效：酸奶的口味酸醇，加入清甜的水果不但能够在口味上平衡掉酸奶的酸，还能使营养价值得到进一步的提升。水果中丰富的维生素能够帮助平衡营养，酸奶中的益生菌能够加强肠道的健康状况，有极高的食用价值。

影响血压的营养素含量表（以 100 克食物为例）

可食部	三大营养素				维生素		矿物质				
100 克	热量	脂肪	糖类	蛋白质	膳食纤维	维生素 C	烟酸	钾	钙	钠	镁	锌
	301 千焦	2.7 克	9.3 克	2.5 克	—	1 毫克	0.2 毫克	150 毫克	118 毫克	39.8 毫克	12 毫克	0.53 毫克

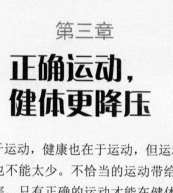

第三章

正确运动，
健体更降压

生命在于运动，健康也在于运动，但运动也有章法，不能过度，也不能太少。不恰当的运动带给身体的不是好处而是伤害，只有正确的运动才能在健体的基础上将高血压彻底地铲除。

关于运动降压，你需要知道的事

伴随着轰轰烈烈的全民健身运动在高血压患者圈中影响力的激增，运动降压几乎成了病友们的共识。跑步、跳绳、游泳、太极拳、广播体操、降压操，各式各类的运动都很流行，在这些运动中，真的能起到降压作用的有几个？运动的时候要注意什么？运动多长时间？是不是所有的高血压患者都适合运动降压？这些问题被关注的频率逐渐增加。关于运动降压，你需要知道什么？下面我们就来具体介绍一下。

● 坚持做运动对高血压患者的好处

在得知自己患上高血压之后，很多患者表现得很消极，因为害怕剧烈运动造成血压升高，摆摆手和户外运动彻底说了"再见"，这种做法无疑是错误的。在高血压临床治疗中，运动疗法作为一种非常重要的辅助疗法一直被贯彻使用，并且效果良好。

生命在于运动，降压更在于运动，坚持运动对高血压患者来说好处实在不少。

运动帮你赶跑多余脂肪

在高血压患者眼中，脂肪从来都是穷凶极恶的。脂肪储备丰富的胖子们得高血压的概率更是正常人的两三倍，大多数肥胖性高血压患者对此深有体会。

因为脂肪很可恶，所以赶跑它自然成了当务之急。不过脂肪也很顽固，不是说你吆喝一声"脂肪你走吧"，它就会自己乖乖地溜掉。想要赶走身体中多余的脂肪还要靠运动。

众所周知，运动时人体消耗能量的速率会增加，需要消耗的能量也更多，当人体常备的能量被消耗殆尽的时候，作为"预备军"的脂肪就会被分解，然后被派上"战场"，因此，减肥、减脂听起来挺难，但实际上很简单，坚持长期运动就好了。

运动使能量实现收支平衡

许多时候，医学专家和营养专家们都喜欢用"系统"这个词来形容人的身体。的确，人体就是一个复杂的大系统，能量是维持这个系统运转的最基本物质，能量过多系统会超负荷，能量缺乏系统又运转不起来，因此，要想让这个系统平稳、健康地运行，做到收支平衡就很重要了。

吃饭，是人类最常见的能量摄入方式；运动则是能量支出的大头儿。现代社会，随着经济的发展、工作方式的改变，越来越多的人都习惯了坐办公室，习惯了足不出户，习惯了肩不能挑、手不能扛，如此一来，人体中富余的能量无用武之地，只好化身脂肪隐藏起来以备不时之需。可是，日复一日，久坐常宅的人们似乎已经将这些"变形"的能量给忘记了，并且每天都在不断地摄入能量，只进不出，于是脂肪越积越多，"将军肚""游泳圈""大象腿"也就堂而皇之地出现了。

反过来，当人处于运动状态的时候，血液中的葡萄糖会自然转化成能量供人体使用，肌肉里的糖原也会转化成能被人体消耗的血糖。若是运动时间较长，糖类力不从心，作为第二能量梯队的蛋白质就会顶上。若是运动的人非常给力，蛋白质的能量转化速度也跟不上运动的能量消耗速度，则身体这个大系统会根据实际情况进行自我调节，消耗掉脂肪中的脂肪酸来充能。脂肪自然也就被分解了。多余的脂肪被赶跑，身体的能量收支达到平衡，若是没有其他严重的实质性组织病变，将健康收进囊中就会变成一件相当简单的事情，即便是有病变，通过运动也能将血压控制在一个相当良好的水平上。

运动使你的血管更健康

运动和血管有关系吗？乍一看没有，但实际上关系很大。

运动，顾名思义，是肌肉的运动，是身体的运动，更是血液和细胞的运动。通过长期的运动，锻炼者不仅能收获馋死人的八块腹肌，还能够使肌肉中的血管纤维得到"滋润"变得更粗更大。这种血管的扩张是自然的、循序渐进的、没有副作用的，比起使用降压药物来扩张血管要科学合理很多。

再者，运动还能使得血管中的血流量增加、血液循环的速度加快，血液循环速度的加快则会加速排泄，清除人体内多余的钠和胆固醇，从而软化血管、增强血管壁弹性，避免血管伤害，降低动脉硬化的可能。

运动一下，血管更健康，降压不用忙。这样的好处难道还不能让高血压患者心动吗？

● 这些高血压患者不适合运动

人们常说："年轻时用健康换金钱，老年时用运动换健康。"这话没错。高血压是一种终身性疾病，而且发病群体绝大多数都是中老年人，"用运动换健康"简直就是他们最真实的生活写照。然而，每种交换都是等价的，运动治疗的效果虽然不错，但也不是所有的人都能够采用这种方法，最起码以下三种高血压患者是不适合运动的。

1. 重度高血压患者

前面我们讲过高血压的分级和分期，其中也简略介绍过重度高血压。重度高血压，顾名思义，病症已经相当严重，心脏、肾脏等主要靶器官已经受到器质性和功能性双重伤害，不仅不能正常运转，还经常伴有一些致命的并发症。重度高血压患者的血压波动非常剧烈，时高时低，但最低的时候舒张压也能达到 15.3 千帕 (115 毫米汞柱)。在这种情况下，患者去运动，哪怕是打打太极、做做伸展操都很有可能加重肌肉、血管和脏器的负担，致使血压升高，病情恶化。

另外，高血压病本身就是一种涉及多个学科、原因不明的心血管疾病，发病时很容易产生并发症，如冠心病、糖尿病、脑卒中、心脏衰竭、双动脉狭窄等。有些高血压的并发症非常严重，严重到随时都可能危及生命，重度高血压患者更是如此，在这种情况下，千万不要盲目地运动。

2. 药物敏感、副作用难控者

在日常生活中，许多高血压患者在服用降压药物时都会有过敏反应，同时也会产生一系列的副作用，如头晕、头痛、心悸、出虚汗、血糖升高、手脚浮肿等。一般来说，大多数患者在长期服用该类药物之后，副作用会渐渐地减轻甚至消失。但有些患者或许是体质的原因，不管用药多久，都会产生不良反应，而且这种不良反应是不能控制的。换句话说，就连患者本人都不知道什么时候不良反应会发生，反应程度是不是很剧烈。所以，这样的高血压患者也不能参加运动，因为意外无处不在，副作用随时都有可能找上来，要是正运动的时候突然被"袭击"，后果不堪设想。

3.一运动就飙压者

高血压患者运动的目的是什么？健体和降压。

大部分人在运动的时候会出汗，汗出得多了，体内水分减少，血液浓度增加，血管壁压力加大，血压会稍稍上升一些，这是正常现象，只要稍加注意，避免剧烈运动和过度排汗就可以了。但也有一些高血压患者的血压太"急躁"，只要稍稍有些运动、出点儿汗，血压就会立即狂飙，而且一飙就爆表，升得特别高。这样的患者和运动那就是天生无缘，注定要"分手"的。所以，为了避免以后"为运动所伤"，这类患者还是趁现在就撤退，与运动保持距离比较好。

总而言之，运动也是个"势利眼"，懂得看人下菜碟，以上三种高血压患者根本就不对它的眼，勉强往一块儿凑合也有害无益，所以还是不做无用功了吧。当然，轻度高血压、中度高血压、临界高血压的患者在运动眼里还算得上"标致"，不会被区别对待。至于继发性高血压患者，适不适合运动不好说，最好是去咨询一下自己的医生，毕竟人和人是不一样的，每个患者的病况也存在诸多差异，不可能一概而论。

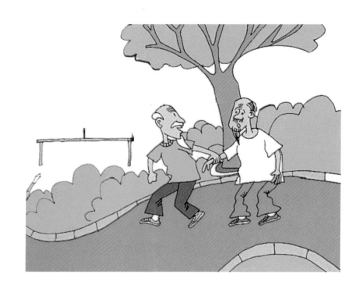

● 不运动有害，过度运动更不好

运动其实是非常难以把握的，不运动不好，运动过度也不好。对运动，最理想的态度应该是不卑不亢、不冷不热，既不是不运动，也不运动过量。

不运动的危害就不用说了，不仅会造成体内脂肪堆积、胸腔和大脑供血不足、肠胃蠕动减慢、消化系统怠工、肌肉松弛、四肢乏力，还会导致人体血容量减少、心肺功能衰退、动脉硬化、血压升高……总之，不运动的"罪恶"罄竹难书。对高血压患者来说，长期不运动，待在家里面有害无益。

看到这里，很多雷厉风行的人大概会立刻冲出去开始运动，但过犹不及，过度的运动也不是什么好事，因为运动过量有很大概率会诱发神经官能症。

另外，过度运动的最直接后果就是过度疲劳。过度疲劳会引发一系列的不适症状，比如头晕、头痛、失眠、暴躁易怒、腹泻、便秘等，情况严重时还会造成中枢神经方面的损伤，腰膝酸软、反应力下降、记忆力减退、高血压这样的"并发症"那就更不用说了。

古人讲究凡事有度，这个度，是大度，是度量，是速度，更是限度。没有规矩不成方圆，没有限制也难以保证健康。运动治疗本是一件好事，因为过度而将好事变坏事、神奇变腐朽那就没意思了。

那么，这个"度"究竟是多少呢？一般说来，两三天运动1次，一周运动2~3次就可以了，而且，初次运动的时候，运动时间不要过长，也不要选择耗能比较大、动作较剧烈的运动。每次运动后都要留出适当的时间进行休息，等身体的疲劳和不适彻底缓解了再进行下一次运动。毕竟，高血压患者没有几个是运动健将，我们运动的目的是保健降压而不是争夺奥运会金牌，所以，运动的时候要放松心态，量力而行，快乐运动，而不是让运动成为一种负担。

最后，还要特别提醒一句，就像是均衡营养能更好地防治高血压一样，高血压患者在运动的时候也要注意均衡，不要单纯地执着于一项运动，多参加几项运动，在多元化的运动乐趣中轻松降压才是我们应该追求的。

● 有氧运动最适合高血压患者

生活中的运动很多，长跑、短跑、自由跑、跳高、跳远、滑冰、双杠、单杠、铅球、铁饼、骑自行车、打太极拳、跨栏等，不胜枚举；生活中的运动又很少，简简单单，就两个，一是有氧运动，一是无氧运动。

有氧运动，顾名思义，就是通过在运动中呼吸，点燃身体中的营养物质，来产生并消耗热能的一系列运动。

如果这么说你觉得比较抽象比较笼统，那么我们不妨来打个比方。有氧运动就像是汽车中的发动机，通过氧气和汽油之间的反应来加速汽油的燃烧，又通过燃烧汽油来为汽车提供动力，让汽车跑起来。类比一下，一个人就是一辆汽车，人体中的糖类、脂肪和蛋白质就是汽油。人在做有氧运动的时候会吸入氧气，氧气经由肺泡进入血液循环系统，和体内的糖、蛋白质、脂肪发生一系列的反应并开始"燃烧"放热，而燃烧放出的热量则化作动力支持人体的运动。当人体中的"燃料"不足时，人体就会出现疲劳，这个时候停下来休息刚刚好。

低强度、持续时间长是有氧运动最显著的特点。长时间坚持进行有氧运动对减肥和增强心脏功能都有奇效。而且因为有氧运动的运动量不大、耐受力好，循序渐进，不容易造成血压骤升，所以，一直都是高血压患者的运动首选。

有氧运动的项目有很多，如走步、慢跑、骑自行车、打太极拳、慢速游泳、踩鹅卵石等，五花八门，患者完全可以自由选择一项或多项运动来进行。

说完了有氧运动，接下来我们再说说无氧运动。

无氧运动，指的是肌肉在缺氧的状态下进行的高速剧烈运动。这类运动大多具有爆发性，强度高，对身体的负荷大，持续的时间比较短，换句话说，讲究的是一鼓作气。因为运动过程中缺少氧气，所以需要氧气"助燃"才会燃烧的脂肪基本上不会被消耗，消耗最多的反而是糖类。另外，无氧运动的高强度也极易造成血压升高，甚至中、重度高血压患者进行无氧运动还特别容易诱发脑出血。再者，血液中的血糖在进行酵解的时候因为缺氧还会产出一种叫乳酸的副产品，而乳酸正是肌肉酸痛的根源。

总而言之，像举重、跳高、跳远、100 米跑、200 米跑、单双杠、100 米自由泳、仰卧起坐、俯卧撑这类高难度、高风险、高运动量的无氧运动，绝大多数高血压患者根本就不能做，所以，还是对它敬而远之，老老实实地去做有氧运动比较好。

● 不要给自己太大压力，要把运动当成休闲

"运动的时候出汗太多，特别难受。"

"做完运动特别累，还腰酸背痛腿抽筋。"

"运动简直太痛苦了，就算是血压升高，我也不做了。"

……

类似这样的感慨，许多高血压患者都曾经发出过。

运动本来应该是一件简单而令人愉快的事情，锻炼的目的不是让自己气喘吁吁、狼狈不堪。高血压患者所做的运动更应该轻松不费力，简单更有益。上述状况是怎么发生的呢？

答案很简单，这些高血压患者选错了运动。在前文中，我们曾经说过，高血压患者的首选是有氧运动，但有氧运动很多，每个人所擅长和适应的有氧运动各不相同，所以"饥不择食"地随便选择一项有氧运动就开始锻炼，这种做法是不对的、不科学的。

在运动之前，我们一定要精挑细选，选出适合自己的"微笑运动"。所谓"微笑运动"，顾名思义，就是一种能够让人在运动的过程中仍旧能够有余力和其他人微笑着谈天说地的运动。

运动之中不易疲劳，运动之后浑身舒爽、轻松、休闲，这是"微笑运动"最显著的几个特点。而因为每个人的体质不同、高血压的发展程度不同、对各项运动的耐受能力也不同，所以，一千个人就可能有一千种"微笑运动"。

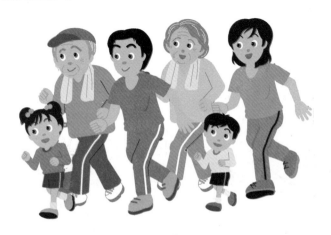

举个例子来说：一位退休的老干部每天都喜欢慢跑，他觉得每天慢跑两圈不仅有益健康而且能让人心情愉快；但同样是慢跑，放在一个急性子的人或者一个为了生活而劳碌奔波的老人身上就不适用。他的体力或许没有问题，但却没有时间、精力和兴趣去慢跑，对他来说，每天上下两趟爬楼梯才是最好的"微笑运动"。再举个例子：对大多数人来说，1分钟走步100米都是一件非常简单的事情，但是对于腿脚不太利索、体力也比较差的人，尤其是老年人来说，这就是一项比登天还难的任务。别说长时间这么走，就是走上5分钟、10分钟，都是一种负担和折磨。

还是那句话，如果运动给你带来的只是痛苦而没有快乐，那么这样的运动不做也罢。兴趣是运动最好的导师，没有兴趣，没有快乐，运动不过是一种机械的命令执行。临床治疗中之所以提倡用运动疗法辅助治疗，就是因为运动本是一件集保健、降压、快乐为一体的事，所以，不要给自己太大压力，不要将有趣的运动变成不得不去做的枯燥活儿。动起来，选出适合自己的"微笑运动"坚持下去，这对你没有坏处。

当然，若是所有的运动都无法提起你的兴趣，无法让你微笑，那么，你也可以另辟蹊径，采取一些别致的办法，比如，慢跑的时候听歌、听戏；出门的时候多走几步路；走步的时候和熟人聊聊天；修剪花草累了的时候做几下伸展运动；去超市的时候放弃电梯，爬几回楼梯……

高血压患者运动的注意事项

运动是个体力活儿，"发动机"燃烧久了也容易出故障，蹦蹦跳跳的好处多多，危险也多多，尤其是高血压患者，运动的时候若是大大咧咧、马马虎虎，则很可能给自己招灾惹祸。所以，有鉴于此，在你运动之前一定要把这一章的内容看完，给自己打好预防针。

● 运动时记得检测脉搏，强度不要过大

白老师，65岁，是一位退休的乡村女教师，丈夫早逝，身为某中型国企副厂长的儿子对她非常孝顺。老太太的日子过得舒心，情绪也很好，心里唯一的疙瘩就是自己的高血压病。

得病两年多，老太太的血压起伏虽然不是特别大，但还是从轻度发展到了中度。老太太很不开心。有一次听隔壁的病友老王说，运动能够降压，老太太高兴极了，第二天就跟着老王一起去慢跑。跑了一段时间，效果还不错。老太太就上了心，暗暗给自己加大了运动量，原来都是每天跑两圈，这回跑了三圈。这一跑不要紧，直接就将自己跑进了医院，听说母亲跑步的时候晕倒，老太太的儿子吓了一跳，赶紧去咨询医生，医生告诉他，老太太这是运动强度过大造成的。老太太听了后怕不已，再也不敢随意增加运动量了。

现实生活中，像白老太太这样的高血压患者其实有不少，想要通过增加运动量把血压降得更低的人也大有人在。但还是那句话，凡事有度，要是运动强度超过了自身的承受极限，有的时候反而会弄巧成拙。

那么，一个人要怎样才能确定自己的运动强度有没有超标呢？看身体的反应，用专业仪器测定极限耗氧量都是不错的方法，但单纯的观察感受过于主观，用仪器测又太麻烦，所以，根据脉搏来测定运动强度的方法最受欢迎。

我们都知道，在一定时间内，人类脉搏的搏动快慢和运动时的耗氧量是成正比的。耗氧量越多，脉搏跳动得越快，相应的运动的强度也就越大；相反，耗氧量越少，脉搏跳动得就越慢，运动的强度也就越小。

一般来说，在运动刚刚结束、脉搏刚开始下降的时候测定运动强度

最准确。

具体的做法是，摸住自己的腕脉，数一数 15 秒的时间内脉搏的搏动次数，然后用这个次数乘以 4，再加上 10，得到的便是运动结束时一分钟的脉搏数。举个例子来说，如果一个人运动结束时 15 秒内脉搏的搏动次数为 25，那么他一分钟的脉搏数就是：25 × 4+10=110。若是他的年龄在 20~39 岁之间，平时又不爱运动，他的运动就刚刚好。那该如何进行判断呢？下面，我就来简单说说。

1. 20~29 岁的人，若是平时不锻炼，运动适度时脉搏为每分钟 110 次；若平时爱运动，脉搏则为每分钟 125 次。

2. 30~39 岁的人，若是平时不锻炼，运动适度时脉搏为每分钟 110 次；若平时爱运动的，脉搏则为每分钟 120 次。

3. 40~49 岁的人，若是平时不锻炼，运动适度时脉搏为每分钟 100 次；若平时爱运动，脉搏则为每分钟 115 次。

4. 50~59 岁的人，若是平时不锻炼，运动适度时脉搏为每分钟 100 次；若平时爱运动，脉搏则为每分钟 110 次。

5. 60~69 岁的人，若是平时不锻炼，运动适度时脉搏为每分钟 90 次；若平时爱运动，脉搏则为每分钟 100 次。

根据这些数据，再结合自己的实际情况，高血压患者完全能够估算出适合自己的运动强度，不管是强度偏高还是偏低，都能做出相应的调整。尤其是运动时身体出现头晕、乏力等不适症状的时候，患者更应该停下来数数脉搏，看看自己的运动强度是不是超了。

当然，假如你的心中仍有疑虑，我还可以告诉你一个计算自己最宜运动强度的公式。

最宜运动强度 = 运动强度上限 ×（0.5~0.6）。

运动强度上限 =230 — 自己的实际年龄。

以 65 岁的白老太太为例，她的最宜运动强度 =（230 — 65）×（0.5~0.6）=82.5~99（指每分钟脉搏跳动次数）。

虽然说上述两种方法多多少少都会存在误差，但两相印证之下，就可以判定一个人的运动强度是不是过大了。

● 运动之前，计算你需要消耗的热量

我们知道，高血压患者运动最大的目的不是减肥，不是修炼成运动狂人，而是要通过运动消耗身体中多余的脂肪和热量、扩张血管、提高血管弹性，最终达到控制和降低血压的目的。

那么，我们每天究竟要消耗多少脂肪，或者说我们要以运动的方式消耗多少热量呢？这个数值不是特别确定，基本上还是因人而异。一般来说，高血压患者通过运动要消耗的热量应该是其每天需要摄入的热量总值的10%~20%。

举个例子来说，假如某位患者每日需要摄入的热量总值是 8 800 千焦，那么这位患者通过运动要消耗的热量值就是 8 800 × 10%=880 千焦，8 800 × 20%=1 760 千焦。也就是说，他每日需要消耗的热量应该在880~1 760 千焦之间。

当然了，运动要想见效，必然是长期的，今天锻炼，明天休息肯定是不切实际的。而且，大多数高血压患者都是老年人，平时运动量都很小，在这种情况下贸然加大运动量绝对有害无益。所以，我们必须选用循序渐进的运动疗法。比如一开始先消耗 880 千焦，个别患者还可以更少，量力

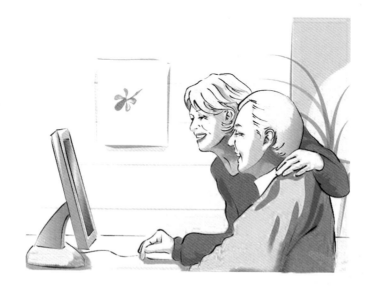

而行。等到身体适应了，再慢慢地加大运动量，消耗1 320千焦（日摄入热量总值的15%），经过一段时间后再日消耗1 760千焦。这样运动就不会成为患者的负担，而且运动的效果还要更好些。

另外，有些时尚老人对自己的体形要求比较高，也更热衷于健身，一心一意想要告别"啤酒肚"，那么在条件允许的情况下，适当加大运动量，比如日消耗热量达到摄入热量总值的25%、30%、35%都是可以的。

总归一句话，患者还是要量力而行。如果运动过程中出现不适症状，则患者千万不要逞强强撑，更不要为了运动而运动，过分苛求自己，否则会事与愿违。

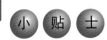

　　每日运动需要消耗的热量，即日运动耗热值的选择有些小技巧。还以日需摄入热量总值8 800千焦为例。一个平时不怎么锻炼的人，应该选择的是880千焦，但若是一个平时就热爱运动、很注意锻炼的人完全可以一开始就选择1 760千焦，因人而异。

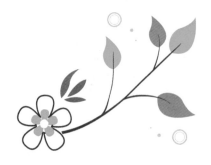

● 控制好每天运动的时间

降压就是我们与血压之间打的一场攻坚战，这场战争单单靠数学好是赢不了的。就拿运动治疗这件事来说，我们都知道每天需要消耗多少热量，可是这热量并不是通过动嘴皮子来消耗的，而是要通过相应的运动来消耗的。那么我们要选择什么运动，要做哪种强度的运动，又要运动多久才能消耗掉规定的热量呢？

前两个问题我们在之前的章节中已经具体地探讨和介绍过了，这一节主要来说说运动时间。

掌握好合理的运动时间是运动疗法的关键所在，时间不合理，过长或者过短，效果就不会很理想。这个时间怎么确定，还得靠数学计算。

合理运动时间的计算公式如下：

日合理运动时间（分钟）＝日运动耗热值（千焦）÷〔每千克体重每分钟的耗热值（千焦）× 当前体重（千克）〕。

特别提醒一下，这里的每千克体重每分钟的耗热值是因运动而异的，不同的运动每千克体重每分钟的耗热值是不一样的。具体数据如下。

每分钟 60 米走步，每千克体重每分钟耗热值为 0.22 千焦；

每分钟 70 米走步，每千克体重每分钟耗热值为 0.261 千焦；

每分钟 80 米走步，每千克体重每分钟耗热值为 0.313 千焦；

每分钟 90 米走步，每千克体重每分钟耗热值为 0.379 千焦；

每分钟 100 米走步，每千克体重每分钟耗热值为 0.453 千焦；

偏慢速慢跑，每千克体重每分钟耗热值为 0.579 千焦；

偏快速慢跑，每千克体重每分钟耗热值为 0.653 千焦；

每小时骑行 10 千米，每千克体重每分钟耗热值为 0.335 千焦；

每小时骑行 15 千米，每千克体重每分钟耗热值为 0.505 千焦；

上楼梯，每千克体重每分钟耗热值为 0.565 千焦；

下楼梯，每千克体重每分钟耗热值为 0.275 千焦；

动作缓和的体操，每千克体重每分钟耗热值为 0.231 千焦；

动作稍剧烈的体操，每千克体重每分钟耗热值为 0.379 千焦；

慢速游泳，每千克体重每分钟耗热值为 0.675 千焦；

偏快速游泳，每千克体重每分钟耗热值为 1.564 千焦；

羽毛球练习，每千克体重每分钟耗热值为 0.631 千焦；

乒乓球练习，每千克体重每分钟耗热值为 0.624 千焦；

网球练习，每千克体重每分钟耗热值为 0.601 千焦；

高尔夫球，每千克体重每分钟耗热值为 0.349 千焦；

爵士舞，每千克体重每分钟耗热值为 0.635 千焦。

这些数据或许有些不太全面，但多是最常见的，有了这些数据，接下来我们就可以来计算一下日合理运动时间了。

举个例子来说：老金今年 55 岁，体重 60 千克，每天需要摄入的热量总值为 7 533 千焦，平时很喜欢运动，尤其喜欢打网球，那么以网球为例，老金每天的合理运动时间就是：

7 533 千焦 × 20% ÷（0.602 × 60）≈ 41.71 分钟

也就是说，老金每天需要打 40 分钟左右的网球。

你也计算一下自己的运动时间吧。当然，你也不一定每天只选择一项运动，要是想多做几种运动的话，你完全可以根据自己每天需要消耗的热量和来进行灵活分配，只要最后达到了运动的目标就可以。

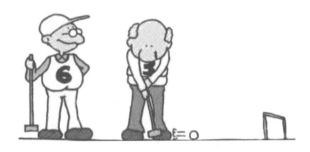

● 根据个人体质和病情，科学制订运动计划

"因人而异"，这个词我们无数次地提到过，因为在高血压病的临床治疗中必须如此！一刀切地医治绝对不行，治疗不仅要对症还得对人。

世界上没有完全相同的两片叶子，也没有完全相同的两个人，即便是双胞胎，体质也存在着许多差异。同样的，高血压患者，高血压的病因、病情发展进度、药物治疗效果、食物过敏度、疾病危险程度、并发症等也存在极大区别，因此在治疗上，量体裁衣、量病施治非常重要。

注意，这不是矫情，也不是夸大其词。举个最简单的例子：在高血压药物治疗中，一些原发性高血压患者体内钠经常超标，医生就会给他开一些保钾利尿的降压药，比如螺内酯、阿米洛利等，一般的患者吃了效果自然不错。但假如把相同的药拿给并发甲状腺功能亢进的患者，唯一的效果恐怕就是雪上加霜。

吃药是这样，运动治疗也是这样。同一项运动，或许对某些患者是"微笑运动"，是降压的最好辅助办法；但对另外一些患者来，说这项运动反而就和毒鼠强一样，是最危险的催命符。因此在进行运动之前，高血压患者一定要根据自己的体质和病情，制订出一份科学合理的运动计划，千万不要偷懒，更不要不重视。

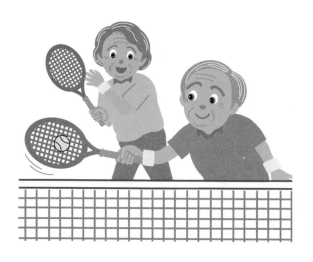

另外，在日常生活中，常常有一些患者，尤其是老年患者在这方面特别固执。他们认为："身体是我的，究竟是好是坏我最清楚。""我当年下过窑、搬过石头，还徒步从天津走到了北京，面不红气不喘，就现在这种伸伸胳膊、踢踢腿的小玩意儿能难倒我吗？"或许，你的身体当年真的很好，好得让现在的年轻人都望尘莫及，但随着年龄的增长，身体功能都在衰退，再由着性子随便折腾肯定是不行的。稍微一不注意，也许你就会重蹈老王的覆辙。

老王出生在 20 世纪 30 年代，参加过抗日战争和解放战争，是一名退伍老兵。老王年轻的时候身体很棒，是全团的战斗标兵。退伍之后，老王还雄心不减，常常跑到老部队去和新兵们一起训练。后来，老王得了高血压，动脉粥样硬化特别厉害，主治医生千叮咛万嘱咐，告诉老王一定不要再做剧烈的运动。可是老王很自信，他认为自己身体底子硬，没事，还照常去军营。不幸的是，老王高估了自己的身体，在和新兵一起长跑的时候，他突发脑出血，倒下了。虽然最后因为抢救及时，他捡回了一条命，但在那之后他只能坐在轮椅上生活了。

闻道有先后，术业有专攻。医生的建议总要比自己的想法靠谱儿。所以，对医生的嘱咐，你千万不能漠视。而且，若是你不知道如何"量体裁衣"，也不懂怎么制订运动计划，不妨去咨询一下自己的主治医生，相信他会给你一个满意的答案。

● 运动前，一定要做好准备活动

　　猎豹是世界上瞬间爆发力最强的动物之一，能够迅速从极静转化到极动，但人类不是猎豹，我们的心脏和肌肉都很难支撑我们如此爆发。尤其是中老年高血压患者，身体机能本来就处在衰退的阶段，如果贸然突然从平静的状态跳转到运动状态，比如突然开始长跑、突然跳进河里游泳、突然开始骑行自行车，身体因为没有做好准备，就会立即出现问题，比如血压迅速上升。所以，高血压患者在运动的时候千万不要操之过急，一定要先做好准备活动，让身体"预热"一下。

　　"预热"的时间不需要太长，10~15 分钟就可以了。"预热"的方法也很简单：拍拍手，做几下伸展运动，搓搓腿或者压压腿（做不来的老人不要做），转转身，做下扩胸运动，活动下僵硬的肌肉，再深呼吸几次，让肺内充满清新的氧气。等到身体状态调整好之后再开始运动，这样患者的血压就不会因为骤然运动而出现大幅度的强烈波动了。

　　另外，夏天和冬天最好多进行室内运动，比如打羽毛球、乒乓球之类，若是要进行户外运动，就一定要做好防暑或保暖准备。夏天的中午，阳光最炽烈，温度最高的时候不要出门运动；冬天出门运动之前切记要把自己"武装"到牙齿，否则，室内和室外温差太大，不仅容易诱发感冒，还很有可能让血压出现剧烈的波动，加重病情。

　　再者，在参加一些竞技体育运动的时候，患者一定要注意保持平和的心态，不要去争什么输赢。赢了乐呵一下，输了也乐呵一下，不要太较真，太当回事。若是因为争强好胜、急于表现，情绪过于激动，运动稍显过度，并进而引发血压升高等状况，那就有违运动降压的初衷了。

● 运动后，请及时补充水分

提到运动，就不得不说说出汗这件事。运动时出汗，是非常正常的一件事。有的时候，排排汗会让人感觉神清气爽。但对高血压患者来说，出汗虽然不是大事，但也不是小事，适量地出汗没什么关系，但若是出汗多了，就一定要记住及时补充水分。

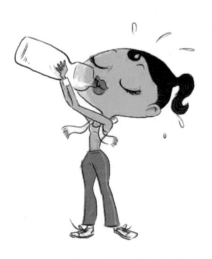

我们都知道，水是生命之源，人身体的含水量达到了70%以上，所以，身体绝对不能缺水。当人体缺水的时候，血液中的水分下降，血液黏稠度就会增加，血液黏稠度增加则很有可能造成凝血，换句话说，就是各种血栓，不管血栓出现在哪儿，人都不好受。严重时，血栓还会诱发脑梗死和心肌梗死，直接威胁生命。

另外，人体水分的缺失也会造成肾脏排毒、排尿功能的减退，给肾脏的工作带来负担，造成肾脏压力加大，间接提升血压。

还有，若是每天都不能及时补充水分，或者补水不够，人就会上火，上火引发的状况那就多了，伤肝、伤肾、尿黄、烂嘴角、牙疼、咽喉疼等，不胜枚举。尤其是夏天，人在运动大量排汗之后若不能及时补充水分，不仅会上火，还很有可能中暑。所以，运动之后多喝水，及时补充水分非常必要。

当然了，补水不一定非要喝清水，喝点儿淡盐水也可以。要知道汗水中是富含钠的，通过排汗，人体中的钠离子也会有一部分跟着排出体外。虽然说排钠对高血压患者来说是好事，但钠离子是人体内酸碱中和反应的主力，排得多了，血容量下降太厉害，对身体也不好。所以，大量排汗之后也可以斟酌着适量补些钠。不过不能多喝，要是矫枉过正的话，那就得不偿失了。

适合高血压患者的运动

高血压患者因为病情的特殊性并不适合做长跑、马拉松、跳高、跳远等剧烈运动，而适合做一些休闲的、轻松的、不易疲劳又能保健的有氧运动，如散步、慢跑、游泳、爬楼梯、伸展操、降压操、踩鹅卵石、太极拳等。

● 散步、慢跑，血压平稳身体好

民间有句养生谚语："饭后百步走，活到九十九。"散步的益处由此可见一斑。

散步，顾名思义，就是为了锻炼和娱乐随便走走。打网球、乒乓球、太极拳、游泳、骑行这类运动或许还需要专门学习，不是所有的人都会，散步却不然。只要会走路的人，散步就绝对没有任何难度。散步不用花费金钱，也不需要任何指导，而且随时随地都能进行；并且散步还能锻炼人体的协调能力、消耗人体内多余的脂肪。长时间的步行还能使高血压患者的舒张压明显下降，有百利而无一害，可以说是高血压患者的运动首选。

一般来说，除了病情特别严重的高血压患者之外，哪种类型的高血压患者都能通过散步来降压。散步的时间不用太长，保持在 15~50 分钟就可以。患者选择清晨、黄昏、睡前都可以，每天散步一到两次，不用太频繁，速度保持在每分钟六七十步就行，舒舒缓缓，无须着急。运动的地点可以自己确定，小区里、公园里、步道边都行，只要空气清新、环境不是过于嘈杂混乱就行。

当然，需要特别提醒的一点是，清晨散步很容易降低食欲，所以散步的最佳时间其实是黄昏或者睡前。

慢跑的运动量比散步要大一些，属于中等强度的运动，跑步的速度可以慢，也可以稍快，具体情况需要患者根据自己的病情来自行决定。调查显示，慢跑的时候，人的最高心率能够达到每分钟 120~136 次。许多心脏功能差的老年高血压患者都无法适应这样的强度，因此，慢跑大多是轻度高血压或部分中度高血压患者的"专利"。

通过慢跑，患者体内多余的脂肪会迅速燃烧，化为热量，部分钠离子会随着汗液排出。长期坚持慢跑锻炼不仅能够增强心肺功能和消化功能、增强血管阔度和弹性、使血压稳定下降，而且还能利用慢跑时大脑分泌的一种叫作 β－内啡肽的激素来缓解烟瘾，达到戒烟的目的。别忘了，长期吸烟也是导致高血压的元凶之一。

初次进行慢跑锻炼的时候，时间不宜过长，10~15 分钟就可以。以后随着锻炼次数的增多，可以适当地增加慢跑时间，但最好还是保持在 15~30 分钟，最多不要超过 1 小时。

再者，慢跑是一种怡情、休闲的运动，运动时约上一两个好友一边谈笑一边跑会更好一些。但千万要记住，咱不是来练马拉松的，也不准备来个百米冲刺，因此可别不经意间就把慢跑变成了快跑和超长跑，慢慢跑、跑一段时间就够了。尤其是并发冠心病的患者，跑得太快、太多，身体会抗议，血压更会有反应，出点儿意外就不好了。

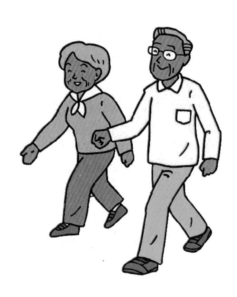

● 游泳，流水帮你来降压

美国得克萨斯大学的研究人员曾经做过这样一个实验：将两组没有并发症和其他疾病、平均年龄 60 岁的轻度高血压患者随机分成两组，一组人学习其他放松运动，一组人则进行游泳锻炼。锻炼的频率不高，隔 1 天 1 次，1 周 3、4 次，游泳的时间一开始是 5~10 分钟，后来逐渐增加到了每次 45 分钟。实验持续了 12 周。最后结果显示，游泳小组的受试者收缩压的水平从实验前的平均 131 毫米汞柱下降到了平均 122 毫米汞柱。24 小时血压动态监测的数据也从开始的 128 毫米汞柱降到了 119 毫米汞柱。这样的降压幅度是另一组老人无法相比的。

事实胜于雄辩，效果比任何语言都更具有说服力，在铁一般的事实面前，许多高血压患者都果断选择了游泳。通常，游泳池中水的温度比人的体表温度要低一些，刚刚入水的时候，受到冷水的刺激，人的血管会强力收缩，但过上几分钟，当人的身体适应了水温之后，血管又会随之慢慢舒张。长期游泳的人，身体的血管也会长期不断地反复进行收缩与舒张，久而久之，血管的弹性就会增强，血管的阔度也会增加，血管耐受力增强，血压也就逐渐降低并变得平稳下来。

另外，人游泳的时候采取的是水平体位，这种体位不仅对肘关节、踝关节的压迫性不强，而且还能减轻心脏和肾脏的负担，如此，可以有效避免高血压的发病。

一般除了重症、高危高血压患者，并发心脏病、冠心病或脑血管疾病的患者，其他高血压患者都能进行游泳运动。运动的时间每次不宜超过 2 小时，运动次数也不要太多，每周 2~4 次就行。初学者因为不太熟悉水性，在水中最好不要超过 1 小时。

● 爬楼梯，每天都能做的运动

随着经济的发展、城市化进程的加快，一座座大楼拔地而起，上下楼似乎成为人们每天生活中必然要做的事情之一。安装了电梯的住宅楼还好些，在没有电梯的老式住宅中，很多居民天天都为了爬楼梯犯愁，痛苦得不得了。但实际上，爬楼梯不是一种痛苦，而是一种幸福，尤其是对高血压患者来说，多爬爬楼梯不仅能强身健体，而且还能平稳降血压。

在前面的章节中，我们曾经介绍过人在上楼梯时每千克体重每分钟消耗热量 0.565 千焦；下楼梯时每千克体重每分钟消耗热量 0.275 千焦；加起来的话平均上下 1 次楼梯每千克体重每分钟消耗的热量就有 0.42 千焦，比散步消耗的热量要多得多。换句话说，爬楼梯不仅简单、方便，而且效果非常显著。

确切地说，爬楼梯有点儿像登山。通过爬楼梯，人的下肢肌肉能够得到很好的锻炼，身体中的脂肪能够加速燃烧，心肺功能也会逐渐增强。而且爬楼梯还能够提高人体血液中高密度脂蛋白的含量，有效防治动脉粥样硬化，间接达到软化血管的作用，非常适合中老年高血压患者。

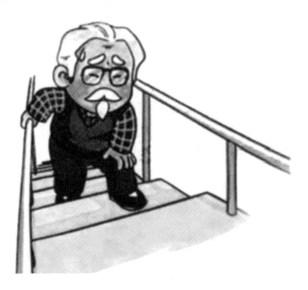

爬楼梯虽然每天都能做，降压效果也好，但因为老年人普遍腿脚不是太灵活，视力也不是太好，所以在做爬楼梯运动的时候需要有亲属陪同，运动前先花几分钟活动一下髋关节、踝关节、膝关节，运动的时候要穿平底防滑的鞋子。爬的时候速度也不能太快，要循序渐进。高 20厘米的台阶每分钟爬 48~50 阶就好，不要爬太高的楼层，爬两三层楼后要稍微休息一下，休息好了接着爬。一般上楼时间 3 分钟，下楼时间两分钟，反复爬上两三次，让身体微微发汗就好。若是爬楼梯的过程中出现头晕、心悸、吃力、疲劳、手脚发颤等不适症状，就应该马上停止，不要继续。另外，爬楼梯的最佳时间是每天早饭前、上午 9~10 点或者下午 4~5 点，睡前和饭后最好不要进行。

最后，必须特别提醒的是，爬楼梯运动虽然适合绝大多数的高血压患者，但有冠心病、心脏病、肾功能不全等心脑肾方面并发症的患者不适合这项运动。

当然，还是那句话，运动应该因人而异，具体怎么锻炼合适，爬多快、爬多少层还是要由患者自己决定。只不过患者一定要记住一点，高血压是个"见缝"就能"插针"的家伙，稍不留意它就会跳出来向你昭示一下它的存在。所以，运动的时候宁可相对保守一下也不要过度。

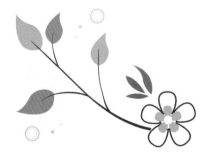

● 伸展操，使全身血液更加通畅

高血压病是一种非常常见的中老年慢性心血管疾病，随着患病人数的激增，各种各样的高血压保健操也被传播开来，伸展操就是其中很流行的一种。

说是操，但事实上伸展操只是几个非常简单的动作，动作幅度不大，也很简单，绝大多数的高血压患者都能够做，如捶背、平举、压腿、转颈、抬臂、下蹲、伸展四肢等。

伸展操的最核心要义是屈伸四肢。当人的四肢进行屈伸活动的时候，存留在四肢之中过剩的血液就会随着四肢的动作回流至心脏，使心脏供血和供氧充足。心脏供血、供氧充足了，因为心脏缺氧而引发的一系列心脑血管疾病发病的概率就会下降很多。而且，做伸展操还能让四肢的各个关节得到锻炼，大大提高关节的灵活度。

现在，流行的伸展操有不少，其中适合老年人的动作却不是特别多，下面我们简单地说几个。

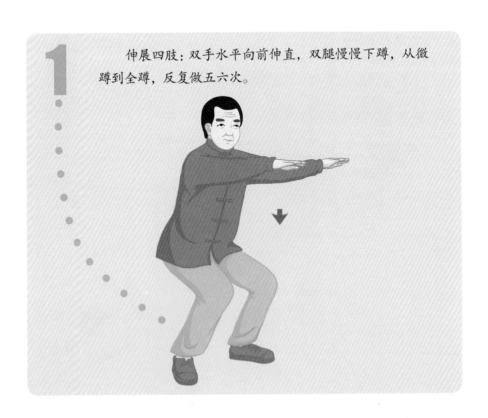

伸展四肢：双手水平向前伸直，双腿慢慢下蹲，从微蹲到全蹲，反复做五六次。

2

捶背：双手半握拳，双腿打开与肩同宽，从下到上同时捶击腰背部，不用太多，捶十多下就可以。从上到下、从下到上，反复捶打一两遍。动作要柔和，力道轻微，不能太用力。

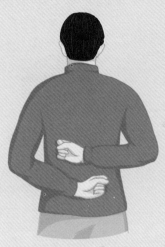

3

平举：两脚自然开立，左（右）臂前举，右（左）臂侧举，然后左（右）臂经下向外绕环至前举，右（左）臂经下向内绕环至侧举。不断重复上述动作，至少做5次，有能力的话可以做10次。

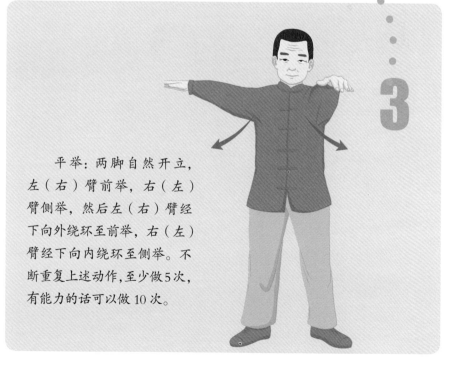

转颈：顾名思义，转颈就是转动脖子。不用转太多，每天顺时针或逆时针转 8 圈就够了。转颈的幅度不要太大，动作也不能太快、太剧烈。

4

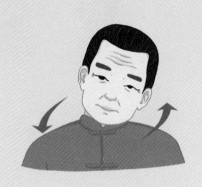

压腿：压腿的动作大概没有谁不会，但压腿的时候一定要注意适度，别压过了。若是身体比较肥胖，则腿压不下去的也不要勉强，提提膝盖、踢踢腿也行。反正做伸展操的最终目的就是让四肢活动开。

5

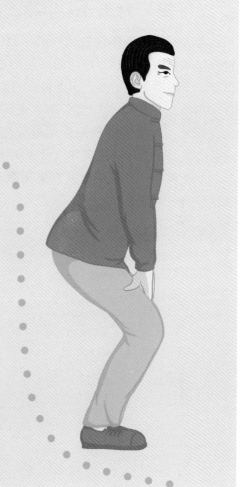

6.

下蹲：下蹲很简单，可以微蹲，可以半蹲，也可以全蹲。蹲到什么程度，高血压患者要根据自己的实际病情和身体状况来确定。有直立性低血压病或者蹲下站起来肯定头晕的患者，最好不要频繁做下蹲动作，以免发生意外。

● 降压操，每天 10 分钟，血压不乱跳

降压操是近些年比较风行的一套保健运动，虽然说是降压操，但它看起来更像是气功，练习时采用的也是中医传统的按摩穴位的方法。整套降压操动作并不多，全部做一遍也只需要 10 分钟，但这短短的 10 分钟却能让你的血压一整天都老老实实的。因为降压操能平肝息风、引气归元、对血管的舒缩作用进行细微调整，从而防止小动脉痉挛，疏通气血，让人体阴阳调和，使血压恢复正常水平。

一般来说，各种类型的高血压患者都适合做降压操，降压操做起来也很简单，分 10 节。

端坐椅子上，目光正视前方，双臂自然下垂，双腿分开（双脚距离等同于肩膀的宽度），膝关节自然弯曲呈 90°，放松心态，调匀呼吸。

1

顺时针按揉双侧太阳穴，按揉 1 圈（即 360°）为 1 拍，以按揉 32 拍为宜，此动作可以明目止痛。

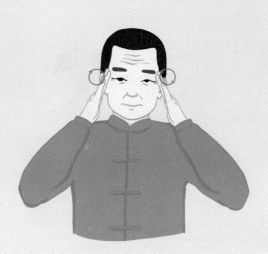

右掌掌心紧贴头顶正中央百会穴，缓缓按摩，按摩 1 圈为 1 拍，按摩 32 拍，此动作能宁神降压。

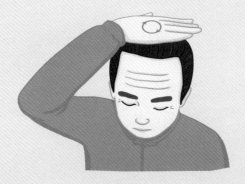

用双手拇指顺时针按揉双侧风池穴,按揉1圈为1拍,以按揉32拍为宜。

4

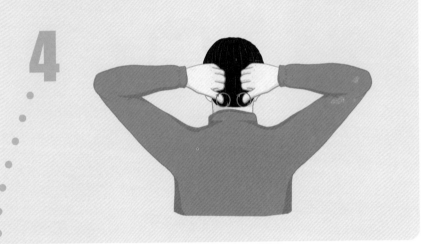

用掌根从前额到耳后依次按摩,每完成1次算1拍,以按摩32次为最佳。按摩的时候双手五指要自然分开。此动作有摩头清脑、疏通经络的功效。

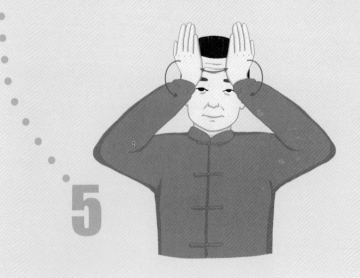

5

6

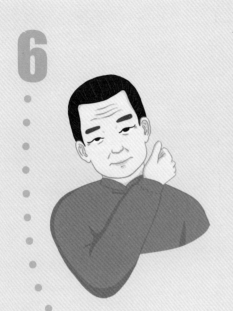

用右手的大鱼际（手掌正面大拇指指根和手掌掌根之间明显凸起的部位）轻轻擦抹左颈的胸锁乳突肌（位于脖颈斜下方，向一侧偏头的时候能够明显地摸出来，比如向右偏头，左颈的胸锁乳突肌就会明显凸出）；然后用左手的大鱼际轻轻擦抹右颈的胸锁乳突肌。左、右各1次算1拍，共做32拍。

7

用左手顺时针按揉右肘曲池穴1圈，再用右手顺时针按揉左肘的曲池穴1圈，左、右各按揉1圈为1拍，宜按揉32拍。

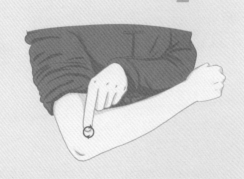

8

用左（右）手大拇指顺时针按揉右（左）手内关穴1圈，左、右各按揉1圈为1拍，宜按揉32拍。

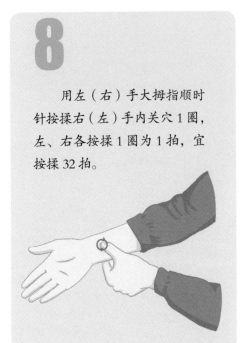

9

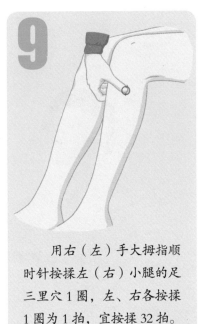

用右（左）手大拇指顺时针按揉左（右）小腿的足三里穴1圈，左、右各按揉1圈为1拍，宜按揉32拍。

10

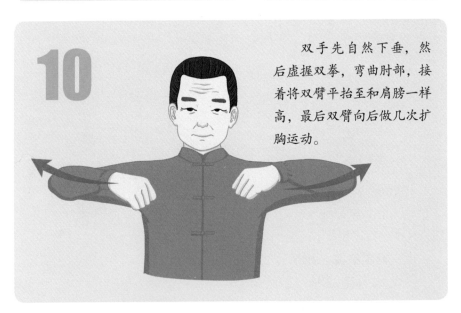

双手先自然下垂，然后虚握双拳，弯曲肘部，接着将双臂平抬至和肩膀一样高，最后双臂向后做几次扩胸运动。

　　能够被冠以"降压"这个名字，降压操的降压作用自然毋庸置疑，而且多做降压操还能缓解头疼、胸闷等多种症状，清脑明目。当然，做操之前您要先给自己"充充电"，怎么着也要把穴位认准了才行。

● 太极拳，舒缓降血压

太极拳，是一种养生拳法，不仅能颐养天性，还能健体祛疾，刚柔相济，很适合中老年人习练，对患有高血压病的中老年人更是益处多多。

据权威机构调查显示，长期练习太极拳的人比普通人患上高血压的概率要低很多。相同年龄段内，长期练习太极拳的人比普通人的血压要低不少。比如同是 50~89 这个年龄段的老人，长期练习太极拳的人高压平均值为 17.9 千帕（134.1 毫米汞柱），低压平均值为 10.8 千帕（80.8 毫米汞柱）；不练的普通人高压平均值为 20.6 千帕（154.5 毫米汞柱），低压平均值则为 11.0 千帕（82.7 毫米汞柱）。

日常生活中，人们练习的太极拳虽然流派不同，但一般都是简式太极拳。简式太极拳，顾名思义，是原太极拳的精简版，动作简单而且比较少，像杨氏太极简版就只有 13 式。不管是谁，只要想学，都能学会。高血压患者更应该用心地学习一下。

一般来说，高血压患者练习太极拳 3~6 个月，血压就能下降 5 毫米汞柱甚至 10 毫米汞柱。

专家指出，人的心肺耐力（即最大摄氧量）和年龄是呈负相关的。随着年龄的增长，心肺耐力会逐渐下降，心肺功能也随之逐渐减退。而太极拳的核心是"松"和"静"，在打太极拳的时候，人全身的肌肉都会反射性地放松，血压也会跟着缓缓地下降。

另外，太极拳的前身是古代的吐纳术，打太极拳讲究的是思想集中、全神贯注、心平气和。长期练习太极拳的人心性都会比较平和，不容易发怒，更能轻松制怒，这样宁静的心境可以有效地遏制精神紧张、愤怒、焦虑等情绪对人体的刺激，防止血压升高。再者，太极拳是一种全身性的运动，长期练习能够改善人的身体平衡能力和协调能力，还能让人的身体变得更加柔韧。

练习太极拳的最佳时间是清晨，迎着晨曦，在公园中打上一遍太极拳，绝对是一种享受。除了前面提到过的三种不适宜运动，其他各种类型的高血压患者都适合练习太极拳，每天练习一次，每次 30 分钟左右就可以。至于说练习哪种太极拳，患者选择自己喜欢的就行了。不过，作为医者，我还是建议患者朋友选择动作简单一些的太极拳。

踩鹅卵石，按摩足底又降压

鹅卵石，很常见的东西，沙滩上、公园小道上、人行步道上、绿化带边，到处都是。大多数时候，人们只是把鹅卵石当作一种装饰品，但其实，鹅卵石在养生保健方面有不小的作用。高血压患者，每天踩着鹅卵石走 10 分钟，不仅能按摩足底，还能降压。

脚是人的"第二心脏"，脚底是人身体上穴位最密集的部位之一，这些穴位不是摆设，而是与人体中的各条神经线相连的。现在市场上足浴、足底按摩那么火，就是因为通过按摩足底可以舒缓神经、缓解疲劳、降低交感神经的兴奋性，让人神清气爽、浑身舒坦。

据国际权威医学机构证实，踩着鹅卵石走 15 分钟和找专业按摩师进行足底按摩 10 分钟所达到的效果其实是一样的。按摩能起到的舒筋活络、顺畅气血的作用，踩鹅卵石都能起到。当然，这里的按摩仅指足底按摩。

踩鹅卵石是传统中医保健所提倡的运动之一。足三阴经（足太阴脾经、足厥阴肝经、足少阴肾经）全部始于足，足三阳经（足太阳膀胱经、足阳明胃经、足少阳胆经）则全部终于足。奇经八脉中的阴跷脉、阳跷脉、阳维脉也都始于足。这些经脉大多和人的五脏六腑关系密切，循着经脉，追本溯源，循经导气，完全能够强健脏器、顺畅血液，进而防治高血压。

踩鹅卵石这项运动，各种类型的高血压患者都能够做，不用踩太长时间，10~15 分钟就可以了，踩的时间过长不仅硌脚，还容易造成脚底筋膜炎。另外，踩鹅卵石的频率也不用太高，每天一两次就行。

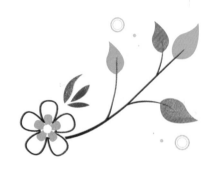

第四章

经络按摩，
有效治疗高血压

经络按摩，是除了饮食治疗、运动治疗、药物治疗之外，"降服"高血压的第四把"尚方宝剑"。按摩的前提是辨穴，按摩本身就是通过刺激按揉穴位来达到舒筋活血、通畅经络、缓解精神紧张、润养主要脏器的目的的，技术性略强，但的确非常有效。

足部按摩，改善脑内血液循环

足部，是人体穴位最密集的部位，毫不夸张地说，足底就是人体的微观缩影。人的身体不管是出现了什么问题，在足部都会有相应的反应。同样的，按摩足底也能缓解身体的各种疾病。当然，足底按摩对改善脑部血液循环方面作用更好。而众所周知，脑血管疾病一向是诱发高血压的重要因素。改善脑部循环，对降压非常有利。

● 按摩足部穴位降血压

俗话说："人老脚先衰，养生先养脚。"脚是人的"第二心脏"，一个人的身体如何，光看脚就知道了。

人的足部穴位非常密集，从脚腕到脚底共有 30 多个穴位，这些穴位直接或间接地影响着人的四肢百骸、五脏六腑，对这些穴位进行刺激能对很多疾病起到很好的治疗作用，高血压病自然也不例外。

在脚底众多穴位中，对治疗高血压病作用最显著的穴位有涌泉穴、昆仑穴、太冲穴、太溪穴、照海穴、商丘穴、光明穴等。按摩这些穴位能够牢牢地将血压控制在标准范围之内。

下面，我们就来一一介绍这些穴位以及按摩穴位的方法。

> 1. 太冲穴。

太冲穴位于双脚的脚背上，具体位置在大脚趾和第二根脚趾根部结合处后方的凹陷处。

按摩太冲穴的时候要先握住前足，然后用大拇指或者食指点按太冲穴 30 秒；之后再用大拇指按顺时针方向按揉太冲穴 1 分钟；最后还是用大拇指，按逆时针的方向再按揉太冲穴 1 分钟。

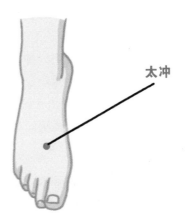

太冲

太冲穴是足厥阴肝经的重要穴位之一，按揉它可以平肝降逆、对肝气进行梳理。因为肝阳上亢而血压升高的高血压患者应该多按按。

2. 太溪穴

太溪穴位于足部内侧内踝后方和脚跟骨筋腱之间的凹陷处，左右脚各有1个，相互对称。因为肾经水液多在此汇集，所以名为太溪。

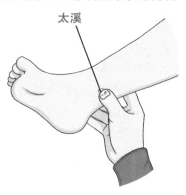

按摩太溪穴时要握住脚踝，先用大拇指点压穴位1分钟，然后按照顺时针和逆时针的方向分别按揉太溪穴1分钟。

太溪穴属于肾经大穴，经常按摩能滋补肾阴，对肾阴虚导致血压升高的患者很有效。

3. 涌泉穴

涌泉穴是人体最重要的穴位之一，位于脚底，具体位置在脚前部第二脚趾和第三脚趾趾缝纹头端与足跟连线的前三分之一处，为肾经首穴。

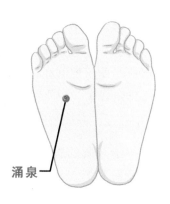

按摩涌泉穴的时候，患者应该仰卧。按摩者用双手同时握住患者的双脚，然后用大拇指顺着脚跟到脚尖的方向搓揉涌泉穴1分钟；接着再按照同样的方向按揉涌泉穴1分钟。

《黄帝内经》说："肾出于涌泉，涌泉者足心也。"涌泉能够旺盛肾阴，也能旺盛肾阳，对因高血压而导致的肾阳上亢有很好的抑制作用。

4. 昆仑穴

昆仑穴是足太阳膀胱经的主要穴位，位于脚踝外侧，在脚外踝顶点和脚跟连线的中间位置。

按摩昆仑穴的时候，要先用手握住脚踝，然后用大拇指的指腹按照从脚踝到脚跟的方向（从上至下）微微用力推按昆仑穴 2 分钟。

经常按摩昆仑穴能明显降低血压，并改善高血压病造成的头痛、头晕、失眠、性功能障碍等症状。另外，经常按昆仑穴和太溪穴还能有效治疗高血压引起的尿频、遗尿等症状。

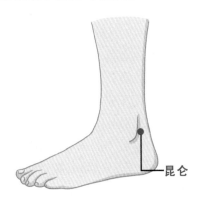

昆仑

⊙ 5. 照海穴

照海穴是八经交会的大穴之一，位于足内侧，内踝尖下方凹陷处。

按摩照海穴的时候，首先要用手握住脚踝，然后用大拇指点压穴位 1 分钟；接着顺时针按揉照海穴 1 分钟，之后逆时针按揉照海穴 1 分钟。按揉过程可反复，以局部出现酸胀感为宜。

经常对照海穴进行按摩可以有效改善高血压引起的嗜睡、尿频、失眠等症状。

除上述穴位之外，常按足太阴脾经上的商丘穴能减少人体胆固醇堆积，预防和治疗高血压；常按足少阳胆经上的光明穴能有效改善因肝阳上亢导致的高血压症。

照海

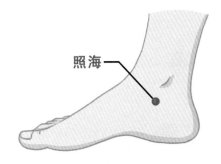

● 按摩足部反射区降血压

足部反射区这个名词对很多人来说或许有些陌生，但它的意思其实不难理解。足部反射区实际上是人体的各种组织和器官在足部的反射。通过按摩相应的反射区能够治疗相应的疾病。比如按摩小脑、脑干、三叉神经反射区可以治疗失眠，按摩胃、大肠、十二指肠反射区能够治疗便秘，按摩肾上腺、颈椎、心脏、大脑、颈项反射区可以治疗动脉硬化。

反射区和穴位不同，它指的不是一个点，而是一个面，是一片区域，因为范围有所扩大，所以辨认起来要比辨认穴位容易许多。人的足部共有73 个反射区，不同的反射区对应着不同的身体部位。

按摩足部反射区操作简单、容易学习、效果明显、不需要用针、不需要药物配合、无任何副作用，受到了众多高血压患者的青睐。

针对高血压病的足部按摩主要集中在足底的肾上腺反射区、脚趾的额窦反射区、足底的大脑反射区和足外侧的内耳迷路反射区。另外，输尿管反射区、膀胱反射区也是按摩时要重点关照的反射区，多按摩一下这些反射区能够加快人体新陈代谢，促进排泄。

隔两三天按摩一次足部反射区就好，另外，按摩之后要及时补充水分。

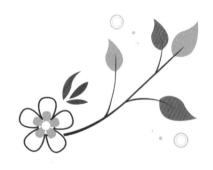

足背反射区示意图

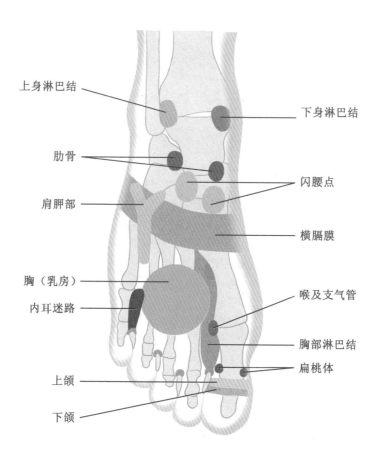

足底反射区示意图

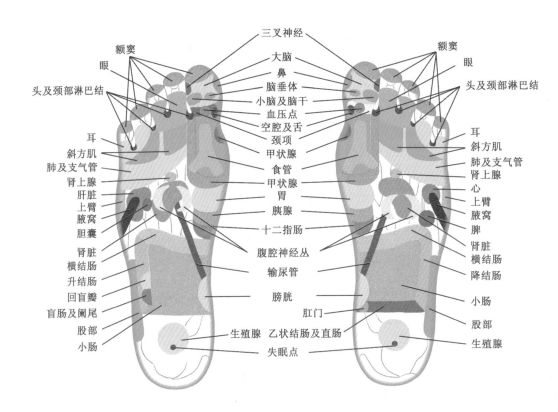

额窦
眼
头及颈部淋巴结
耳
斜方肌
肺及支气管
肾上腺
肝脏
上臂
腋窝
胆囊
肾脏
横结肠
升结肠
回盲瓣
盲肠及阑尾
股部
小肠

三叉神经
大脑
鼻
脑垂体
小脑及脑干
血压点
空腔及舌
颈项
甲状腺
食管
甲状腺
胃
胰腺
十二指肠
腹腔神经丛
输尿管
膀胱
生殖腺
乙状结肠及直肠
失眠点
肛门

额窦
眼
头及颈部淋巴结
耳
斜方肌
肺及支气管
肾上腺
心
上臂
腋窝
脾
肾脏
横结肠
降结肠
小肠
股部
生殖腺

手部按摩，疏经通络，降低血压

除了足部，手部也是人体经络和穴位最丰富的区域。虽然手部按摩没有脚部按摩那样流行，但按摩手部却能有效地疏通经络、顺畅血管、加快血液循环、促进人体内有毒物质的外排，在降压方面，效果一点也不比足部按摩逊色。

● 按摩手部穴位降血压

现代社会，随着生活节奏的加快，能够缓解疲劳、提振精神的按摩越来越受人们青睐。手部按摩正是在这样的背景下走进了高血压患者的视野。

手部按摩的效果如何，不试试你肯定不知道。手部经络很多，刺激和按摩内关穴、外关穴、阳谷穴、合谷穴、阳溪穴、神门穴等各种穴位对降压的作用显而易见。

接下来，我们就针对这些穴位分析一下具体作用。

➡ 1. 内关穴

内关穴，又名阴维穴，是手厥阴心包经的重要穴位之一，通联阴维脉，位于腕关节横纹上方大概 3 厘米处，手臂内侧的中央。

按摩内关穴的时候，前臂需要半屈，用左（右）手的大拇指指尖按住右（左）手的穴位，食指或中指则轻轻按住外关穴（手少阳三焦经上的重要穴位，在手臂外侧，位置和内关穴相对），然后轻轻向内按压内关穴，力道一定要轻柔，按压次数为 20~30 次。

内关穴是手部通联心脏的大穴。按摩它，能够有效改善高血压带来的胸闷胸痛、心慌心悸等症状。

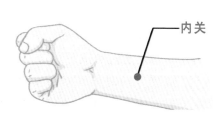

内关

➡ 2. 神门穴

神门穴，属手手少阴心经，是位于手臂内侧腕关节靠近小指一侧的腕横纹上的穴位。

按摩神门穴的时候应该用左（右）手拇指指尖点按右（左）手神门

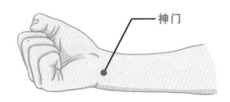

神门

穴，双手交替进行，每次点按 1 分钟，等到局部出现酸麻、胀痛的感觉时再停下。

经常按摩神门穴能够改善惊悸、健忘、失眠、多梦、神经衰弱等症状。

3. 阳谷穴

阳谷穴是手太阳小肠经上的主要穴位，位于手腕背部横纹尺侧端。

按摩阳谷穴的时候，双手前臂要半屈，左（右）手大拇指内侧带有螺旋纹的一面顺时针按揉右（左）手阳谷穴 3 分钟。按揉的时候，动作不要过于轻柔，要稍稍用力，以穴位局部产生酸胀的感觉为佳。

经常按摩阳谷穴能够有效治疗高血压病引发的头晕目眩、耳聋耳鸣等症状。

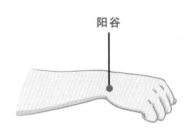

阳谷

4. 阳溪穴

阳溪穴是手阳明大肠经上的穴位，主阳气，位于手腕背部横纹桡侧端。大拇指向上翘起的时候，两根短肌腱中间的凹陷处就是阳溪穴的位置。

按摩阳溪穴的时候，双手前臂要半屈，左（右）手大拇指内侧带有螺旋纹的一面顺时针按揉右（左）手阳溪穴 2~3 分钟。等到穴位局部产生酸麻胀痛的感觉时再停下。

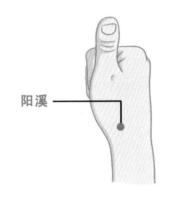

阳溪

经常按摩阳溪穴，能够有效改善高血压导致的卒中及半身不遂。如果联按阳谷穴和阳溪穴，则对缓解头痛头晕、耳聋耳鸣更有效。

　　5. 合谷穴

　　合谷穴，是人体经络线上的特殊腧穴，属手阳明大肠经，位于双手背部第一和第二掌骨之间，第二掌骨桡侧的中心处，也就是我们平常说的"虎口"位置。

　　按摩合谷穴时，首先要让手掌平摊、手心向下，用另一只手的大拇指掐揉合谷穴 30 次。

　　对合谷穴进行按摩，不仅能够有效缓解高血压病引发的耳鸣、失眠、视力减退症状，还能抑制交感神经的兴奋度，降低血压。另外，按摩合谷穴的同时按揉阳溪穴，降压效果会更好。

合谷

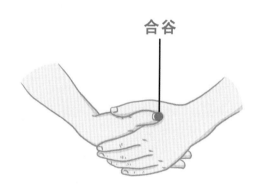

● 按摩手部反射区降血压

按摩反射区可以有效舒缓全身各种疾病症状，对高血压也一样有效。

手背反射区示意图

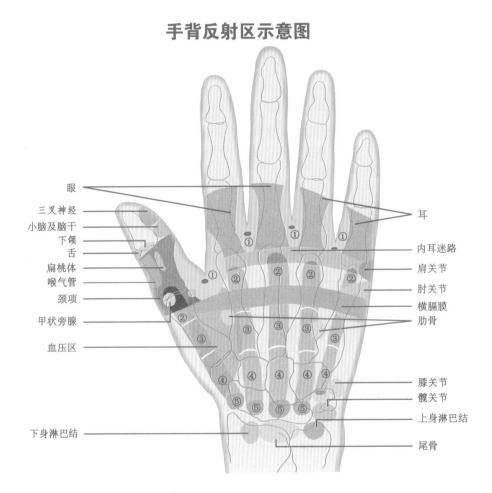

眼
三叉神经
小脑及脑干
下颌
舌
扁桃体
喉气管
颈项
甲状旁腺
血压区
下身淋巴结

耳
内耳迷路
肩关节
肘关节
横膈膜
肋骨
膝关节
髋关节
上身淋巴结
尾骨

①颈肩区 ②颈椎 ③胸椎 ④腰椎 ⑤骶骨

右手掌反射区示意图

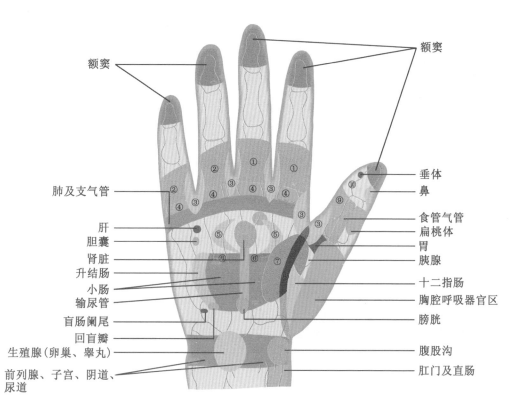

①眼 ②耳 ③颈肩区 ④斜方肌 ⑤腹腔神经丛 ⑥横结肠 ⑦胃脾大肠区 ⑧甲状腺 ⑨颈项 ⑩大脑

左手掌反射区示意图

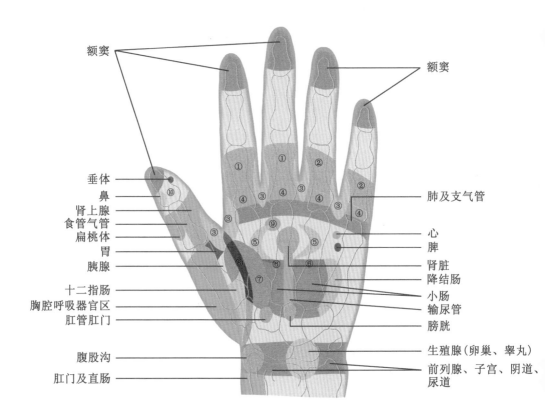

额窦

额窦

肺及支气管

心
脾
肾脏
降结肠
小肠
输尿管
膀胱

生殖腺（卵巢、睾丸）
前列腺、子宫、阴道、尿道

垂体
鼻
肾上腺
食管气管
扁桃体
胃
胰腺

十二指肠
胸腔呼吸器官区
肛管肛门

腹股沟
肛门及直肠

① 眼 ② 耳 ③ 颈肩区 ④ 斜方肌 ⑤ 腹腔神经丛 ⑥ 横结肠 ⑦ 胃脾大肠区 ⑧ 甲状腺 ⑨ 颈项 ⑩ 大脑

1. 按摩头部反射区

头部反射区，是手掌上最重要的反射区，没有之一。它的位置也很好找，就在大拇指的指腹，也就是大拇指内侧螺旋纹所在的地方。按摩头部反射区，大脑、小脑、脑垂体、脑干、前额都会受益。

方法：先用双手的大拇指和食指对搓 32 次；然后用双手中指点压大拇指指腹的中央部位 16 次；接着用双手食指点压大拇指关节横纹处 16 次；最后在点压时明显有痛感的位置再点压 32 次。

功效：经常按摩能降低血压，防治糖尿病、脑萎缩、阿尔茨海默病、内分泌失调等病症。

2. 按搓眼部反射区和耳部反射区

眼部反射区位于手掌正面，食指指根和中指指根下部的一片带状横纹区域；耳部反射区和眼部反射区相连，也在手掌正面，指的是无名指指根和小指指根下部的带状横纹区域。

方法：用左手大拇指按压右手的眼部反射区和耳部反射区各 32 次，再用右手按压左手的眼部反射区和耳部反射区各 32 次，按压过程中如果反射区内有痛感，那么再点压疼痛位置 32 次；接着双手十根手指相互交叉、按压在手指中间的基底处，两手手掌相对，掌根并拢，然后以 1 次松 1 次紧，松紧交替的节奏再相互按压 32 次；最后保持双手十指交叉状态，对搓食指、中指、无名指、小指的指根一侧各 32 次。

功效：经常按搓眼部反射区和耳部反射区能够治疗白内障、青光眼、耳鸣、重听等各种眼耳疾病，也能缓解高血压引发的眼底出血、耳聋耳鸣、视力下降等症状。

3. 推按心区和肝区

心脏只有一个，心区自然也只有一个。人的心区在左手掌正面，位于第四掌骨和第五掌骨之间，是无名指和小指根部下方大概一指半距离处的一处竖向带状区域，比肺区稍稍靠下一些。肝区，也就是肝部反射区，在人的右手上，左手没有，位置和心区正好相对。

方法：用右手的大拇指从左手手掌靠近小指的一侧向第四掌骨和第五掌骨交叉的方向（即从右到左）稍稍用力搓压 8~16 次；用左手的大拇指从右手手掌靠近小指的一侧向第四掌骨和第五掌骨交叉的方向（即

从左到右）稍稍用力搓压 8~16 次。

功效：长期坚持对左手心区和右手肝区进行推按，能改善心绞痛、心律不齐、心功能不全、心肌梗死、心力衰竭、肝硬化、肝炎、大小三阳、肝大等疾病的症状。冠心病患者发病时反复推按左手心区 10 次能大大缓解病情。

➡ 4. 刮按胃肠区

胃肠反射区位于手掌正面，手掌靠下的地方，与大拇指的大鱼际交界。

方法：在左手掌大鱼际内侧，沿着食指、中指根部到掌根的方向（斜上到斜下）刮搓 32 次；接着在右手掌大鱼际内侧，沿着食指、中指根部到掌根的方向（斜上到斜下）刮搓 32 次。左右手交替进行，以重复两次为宜。

功效：经常进行胃肠区刮按治疗有利于消化系统的循环和代谢，能有效改善贫血、消化不良、胃胀、恶心等症状；对高血压导致的消化系统疾病也有很好的疗效。

➡ 5. 拍击生殖区

生殖反射区位于双手手掌掌根的中央，是一片横向带状区域，贴近腕横纹。

方法：左右手掌根和腕横纹相对，互相拍击 32 次，重复 2 遍。

功效：能够促进膀胱排泄，降低血压，对便秘导致的高血压效果更加显著。

➡ 6. 推按内耳迷路反射区

内耳迷路反射区是手部比较重要的反射区之一，位于双手的手背，在手背上第四掌骨和第五掌骨的骨缝中央。

方法：右手大拇指斜扣向前，用力在左手第四掌骨和第五掌骨的骨缝中央推按 32 次。然后用左手大拇指斜扣向前，用力在右手第四掌骨和第五掌骨的骨缝中央推按 32 次。左右手交替，重复推按。

功效：长期坚持按摩内耳迷路反射区能够调节和控制血压。高血压患者应该常做，每天做两遍，每遍推按内耳迷路反射区 50~60 次。

第五章

生活习惯，
从细节处着手

　　日常生活中，我们常常用"细节决定成败"来励志，但事实上，细节决定的不单单只有成败，尤其是对高血压患者而言，细节决定的其实就是血压。一个有着良好生活习惯、非常注意细节的人比起大大咧咧、生活极不规律的人控制血压要容易得多。

高血压患者的四季保养策略

高血压是一种大众性的疾病，中老年人群体中患病的委实不少；高血压又是一种个性化的疾病，不仅不同的人高血压病的类型和临床症状不同，而且因为温度、湿度等条件的差异，不同的季节防治高血压的方法也千差万别。

● 春季，心脑血管疾病的高发期

春天，草长莺飞、万物复苏，迎春花烂漫，蝴蝶语翩翩，阳光温煦，和风细雨，不管怎么看都应该是美好与生机盎然的。然而，同样是春天，其他人感受到的或许是美好，高血压患者感觉到的却是胆战心惊，每一天，过得都特别谨慎。

为什么？因为明媚绚烂的春季恰恰是心脑血管疾病发病的高峰季节。

春天，尤其是初春，气温极不稳定，不仅热一天冷一天，波动强烈，而且早晚温差特别大。春天的时候，五行属木的肝也"兴奋"了起来，肝火比较旺盛、心绪不够平和的人经常会因为一些小事就情绪激动，这对降压非常不利。因此，春天的时候，高血压患者一定要多保养，并注意一些重要的生活细节。

1. 忌起卧过猛。不管是早晨起床还是夜晚睡觉，动作一定要舒缓，不要做猛烈的动作。起床之前先躺在床上慢慢活动一下手脚、转转脖子，然后再缓缓地坐起来，下床。晚上睡觉的时候也不要猛地就躺下去，要慢慢地躺，要仰卧或侧卧，动作幅度不能太大。这样，患者的血压才能保持平稳，不会骤然大起大落。

2. 多喝水，多吃蔬菜水果。多喝水能够稀释血液、促进排泄、利尿清毒。水果蔬菜中含有丰富的维生素和膳食纤维，既能保证人营养均衡，又能帮助人降低血脂、胆固醇，从而降低血压。

3. 锻炼分时。春季的时候，高血压患者锻炼的最佳时间是早上，但这个早也不能太早，不能天没亮就出来了，最好还是等太阳出来，光合作用增强，氧气富裕的时候再锻炼。可以做的运动很多，太极拳、散步、慢跑都成。放风筝、打羽毛球更是乐趣无穷。但因为春季水温还较寒，所以最好不要游泳，以免发生意外。

4.洗浴、洗漱的时候都要用温水。外界的环境刺激很多时候都会造成人体血压升高，比如冷水或者热水。热水还好些，但在冷水的刺激下，人的血管会应激性地强烈收缩，外周血管阻力加大，血压也会上升。

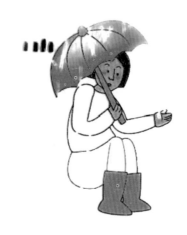

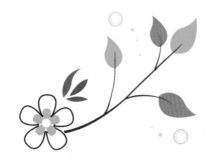

● 夏季，降压先防暑

夏季烈日炎炎，30℃以上是常态，温度的骤然升高带给高血压患者的则是越来越频繁的胸闷、头晕、心悸。所以，夏天了，高血压患者一定要多多注意，防暑绝对是当务之急，至关重要。当然，防暑并不是件简单的事情，尤其是高血压患者，防暑的时候还要多注意。

首先，要经常测量血压。因为温度高，血管的扩张度比较大，外周血管阻力小，所以在一般情况下，高血压患者夏季的血压都比较低，但偏低是偏低，却并不代表着不会升高，也不代表着可以停药。所以，平时要多测测血压。根据血压的起伏和变化适当地减少一下药物的剂量是可以的。而且，夏季的时候，高血压患者的睡眠质量普遍不佳，夜晚血压升高的状况屡见不鲜，所以最好是适量地服用一些长效、缓释的降压药来保证血压的平稳。当然，病情较轻的人，只要注意防蚊虫、保证睡眠质量就好。

其次，夏季防暑最重要的就是补充水分。因为热，人体会排出大量的汗液，若是水分补充不及时，人体内的血液浓度和血液黏稠度就会增加，有血栓的风险，也很容易导致血压升高。

再次，有运动习惯的高血压患者最好不要把运动时间选择在中午，也尽量选择一些强度很小的运动，运动量最好做一些削减。若是天气过热或者过闷，则千万不要出去做户外运动，就算是在室内运动，也要保持室内温度、湿度的适宜，当然，最好就是不运动。

另外，夏季防暑降压必须注意的一点就是空调。空调的温度不要调得太低，刚刚从外面回来也不要立即开空调或者对着空调吹冷风。室内室外温度差异过大、室内温度偏低等都会让患者的身体受到刺激，引起血压升高。因此，即便是在夏季，空调的温度也要保持在二十七八度。

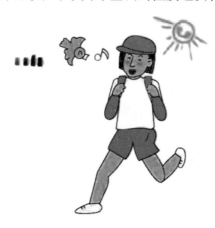

● 秋季，降压并非越快越好

古人常说秋高气爽，秋季在四季中的确算得上是一个让人舒服的季节，温度适中，没有夏天那么热，也没有冬天那么冷，但和其他季节相比，秋季空气湿度却不高，比较干燥，早晨和晚上温差也大，很容易引发高血压，甚至脑卒中，所以，秋季降压，更要多多注意。患者不要伤春悲秋，让自己的情绪大起大落，也不要忽视头晕、鼻出血、头晕目眩等高血压发病的先兆，平时常测血压，实时掌握自己的病情，不要凭感觉，更不要盲目地追求快。

我们的血压是一点一点、长年累月地升上来的，降压的时候自然也要循序渐进、一点一点地降下去。降压首先要保证的不是有多快、效果有多明显，而是要稳定。血压不是感冒，降压降得过快、过低，很容易引发缺血性卒中，给健康带来严重威胁。

另外，秋季降压最重要的一点就是润燥，所以，高血压患者在秋季最好常吃银耳、山药、百合、莲子、芹菜等润燥佳品。进补也不要选取温补、大补的方式，而要清补、平补。

当然，秋季气候虽然有那么一点儿干燥，但总体上还是很宜人的，秋高气爽、枫叶满山的时候，和自己的家人一起走出屋子去赏赏景、踏踏青、爬爬山都是不错的选择，既健身又降压，何乐而不为？

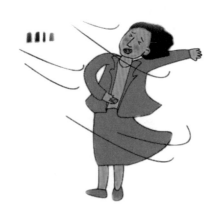

● 冬季，别让冷空气"吹"高你的血压

事物总是不断变化发展的，一个人一天中情绪会不断地出现波动，血压也会出现波动，同样的，同一位高血压患者的血压，在一年中的不同季节也是在不断变化的。银装素裹的冬天固然喜人，但严寒的气候却极易造成人体血管强烈收缩，血管的收缩会导致血压的上升。

众所周知，夏天的时候气温高，人的血压会相对偏低；冬天的时候则正好相反，人的血压会普遍偏高一些。正因为如此，在冬季，高血压患者更应该将自己照顾得精细一些。除了适当调大降压药的服用剂量之外，患者还要重点做好防寒保暖工作，不要让皮肤"着了凉"，稀里糊涂就把血压给"点燃"了。

另外，请注意，这里所说的保暖并不单单指穿上厚实耐寒的衣服，还指不要从温暖的室内骤然到严寒的室外。冬季的时候，高血压患者一定要注意收听天气预报，出门之前先给自己换上最合适的"武装"，以免飕飕的小北风瞬间就把你的血压给"吹"起来。

再者，冬季洗澡的时候，患者不仅要保证水温还要保证室温。洗浴之前，患者先打开暖气、保暖灯或者"小太阳"，让浴室的温度先升起来，然后再调整水温，把水温调到正好之后，再脱衣服洗澡。还有，为了避免刺激皮肤，引起血管收缩，冬泳肯定不行，就算是洗漱，最好也用温水，不能用冷水。

还有，晚上睡觉的时候一定要记住在枕头边、床头柜等随时能够够到的地方放上一件保暖的衣物，掀被子的时候、起夜的时候穿上它，不但避免感冒，更能防寒保暖防高血压。

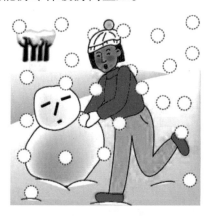

生活起居的调节

生活是什么？不是游戏，不是玩闹，不是艺术，也不是模拟，而是真真实实的吃穿住行用。开门七件事，柴米油盐酱醋茶，也许有人认为俗，但我们的生活实际上便是由这一件件、一桩桩的"俗事"拼成的，不"俗"的生活不是生活。对一个高血压患者而言，一切的"高大上"其实都没有什么意义，高血压病本来就是因为日常生活中的各种不良习惯引起的，那么控制高血压自然要治病寻根，从调节生活起居开始入手。

● 生活规律，血压才能稳定

你有没有遇到过这样的情况：平时每天都 6 点起床，周末的时候想要偷个懒，睡觉睡到自然醒，结果睁开眼的时候还是 6 点；平时 7 点吃早饭，某一天有急事 6 点就吃了早餐，而且吃得很饱，可到了 7 点的时候肚子依旧咕咕叫，饿得不行；每天晚上都熬夜，不到 12 点不睡觉，有一天终于幡然悔悟决定心疼下自己，晚上 9 点就睡觉，可躺在床上翻来覆去就是睡不着，直到 12 点才最终入睡……

这是怎么回事？是你自己的生物钟在作怪。生物钟长什么样子没有人知道，它本来就是无形的，是一个人一天 24 小时生活规律的一种重复循环记忆。这种"记忆"并不轻易形成，但一旦形成了改起来相当困难。而且，必须注意的是，生物钟记忆的不单单是人几点吃饭，几点睡觉，还记忆人的工作效率，记忆人的记忆能力，记忆人一天不同时段的体温和血压。

高血压病临床治疗中常常采用的 24 小时动态血压监测法实际上便是依靠生物钟的特殊能力来对高血压病情进行实时监测和大致估算判断的一种方法。通过这种方法，我们知道了，绝大多数高血压患者白天的血压值都偏高，而晚上的血压值则要相对低一些，大概是白天血压的 80%~90%。

为什么会这样呢？原因很简单，白天的时候，人比较忙碌，要做各种各样的事情，费力费脑，人体内交感神经的兴奋性就会增强，血压也会随之升高；等到了晚上，人体进入睡眠状态，兴奋了一天的交感神经也累了，要休息，于是就把身体的自主权交给了副交感神经系统。副交感神经"性格"比较恬静，没有交感神经那么活泼，一般情况下都不够兴奋，所以，人晚上的血压要低一些。如果一夜安眠，这种状态自然就会保持下去；但若是因为某些意外（突然有巨响传来或者做了噩梦），人被惊醒，那么抱歉，被"打扰"的交感神经会瞬间"暴怒"，而它的"暴怒"反映到高血压患者身上就是血压的急剧攀升。

另外，日常生活中还有一个很有趣的现象，那就是刚刚入学的大学生在做入学体检的时候血压都会偏高，而入学一段时间后血压则会下降不少。为什么？这是因为刚入学的时候，大学生忙着军训、忙着办手续、忙着适应新环境，人比较兴奋，身体又比较疲倦，两相作用下，血压自然偏高。

想一想，若是一个人每天的生活都过得像一个刚入学的大学生，白天忙得要死，晚上兴奋得睡不着觉，交感神经和副交感神经的正常工作秩序被打乱，人体的正常生活就变得怪异而不规律，久而久之，形成生物钟，那么血压还能降得下去吗？相反，若是一个人的生活作息很规律，交感神经和副交感神经从来都不互相打扰，身体的各项机能也协调运转，降压不就变得相当简单了吗？

相反的选择，相反的结果，生活要不要规律，别人管不了，选择权只在你自己手中。你的选择是什么？

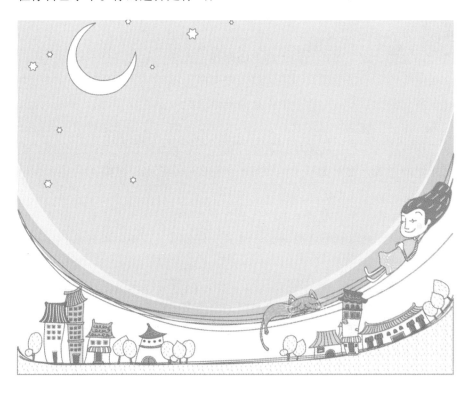

● 应掌握的健康减压方法

权威研究表明，长期的精神应激是高血压病发病的几大核心根源之一。精神应激是什么呢？确切地说就是紧张、愤怒、急躁、疯狂、抑郁等各种情绪。这些情绪从哪里来的呢？源头很多，但最大的那一个绝对是压力。

日常生活和工作中，我们总会面对各种各样的压力，升职的压力、买房的压力、购车的压力、养老的压力，还有儿孙给的压力……有压力并不是什么坏事，适度的压力也能化成动力，让人努力、奋发、积极进取，顶着压力赢得成功之后还会非常高兴、兴奋。然而，凡事过犹不及，当人类承受的压力过大时，压力所造成的负面影响就会超过正面影响，抑郁、愤怒、压抑、伤心、痛苦等情绪也会甚嚣尘上，让人行为失控。长期在高压氛围下生活和工作还可能使人的心理发生扭曲，诱发一系列精神和心理疾病。

前面我们说过，交感神经系统白天兴奋，晚上会比较安静，但当人压力过大，长期受紧张、焦虑、痛苦等强烈应激情绪影响的时候，交感神经也会跟着兴奋。不仅如此，人体的肾上腺皮质分泌也会加快，性腺激素分泌也跟着增多，从而造成人体胆固醇、内脂肪等的堆积，引发血压升高。所以，要想降血压，自我减压势在必行。

那么怎么减压呢？跑到大街上随便找个人吵一架肯定是不行的，做出一些危险性高的过激动作也不可以。规避压力倒是一个好办法。不过压力这东西其实无所不在，而且也不是想规避就能规避的。年轻的患者，比如说你工作的单位竞争非常激烈、压力大，减压的方法难道是跳槽？是找一家工作环境比较平和的新单位重新开始？肯定不能随随便便就这么做。上了年纪的患者，常常为孩子的事操心：怎么还不结婚，结婚了为什么不早点生孩子。这些无形的压力对身体都不好。

减压，很简单，规避不开，就要直面。别把减压想得太难，只要你改变一下心态，对生活和工作进行下微调，你就会发现整个世界都会变得不一样。

举个例子来说，假如你是一个50岁的高层管理人员，天天忙得不可开交，那么不妨将手中不是特别重要的工作交给你的下属来完成。不要太犹豫，相信你的下属，他们会做得很好。如果你为儿孙的事操心、焦虑，天天睡不着觉，你也不妨放下，儿孙自有儿孙福，孩子大了，自己的事知道该怎么做了，做父母的该放手的时候要放手。

另外，不管是生活中还是工作上遇到问题的时候都要学会倾诉。不要把所有的事情都藏在心里，和朋友、家人说一说，集思广益，很快就能想到好办法。就算是退一万步说，别人也没有办法解决这些问题，但只要你说出来了，哪怕是说给一面镜子听，你的心里都会好受许多，身上的压力也会在不知不觉间轻很多。

最后，必须特别强调，没有哪个人是机器，一定不要太劳累，所以，平时一定要多分一点儿时间给自己。每天都拿出 1 小时做些自己喜欢的、完全和工作无关的事情，比如种种花、养养鱼、做做运动、晒晒太阳、到户外去走走逛逛等。

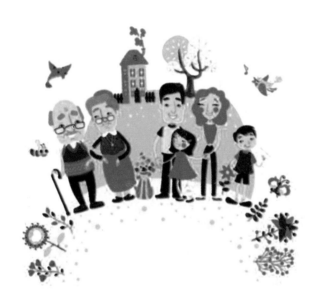

● 高血压患者不可长时间卧床

生病了就要休息。这个理论对吗？从一定程度上来说是对的，比如发烧感冒了，吃药之后睡一觉病就会好一些，但有的时候，这样做又是不对的。许多高血压患者，尤其是老年高血压患者，常常固执地认为，"生病就要多休息，血压高了就要多睡觉"，所以选择了长时间的卧床。这样做明显是不对的。

没错，人类睡眠的时候，交感神经的兴奋性会下降，它对血压的影响也会降低。但长时间卧床不起，会加重脑组织对能量的需要，当脑部的氨基酸、葡萄糖、氧气、卵磷脂等供给不足的时候，大脑就会暂时性地供血不足，让人头晕乏力，长时间脑供血不足还会让高血压有机可乘。

另外，长时间卧床还会降低人体的各项机能，比如胃功能减退，营养不良，食欲不振。而且长时间卧床，身体不活动不锻炼，肌肉就会渐渐萎缩，关节也会变得僵硬，骨骼还会渐渐变脆，血液循环也会变慢，血液黏稠度跟着增加，很可能造成血栓，尤其是下肢血栓。而下肢血栓若是发生脱落，则极大可能危及肺和大脑。

再有，长时间卧床，或者说经常睡觉，还会打乱人的生物钟，影响人体正常的新陈代谢，使得内分泌系统紊乱。长期卧床不外出，室内的各种病菌、病毒也会进入人的体内，损害人体健康，加重高血压的病情。

总之，高血压病要保证充足的睡眠是没有错的，可要是睡的时间太长就不好了。凡事有度，运动如此，饮食如此，用药如此，休息也是如此。

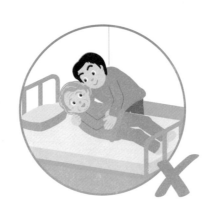

● 高血压患者要注意"卫生间事件"

2006 年 12 月 20 日，著名相声表演艺术家马季在家中卫生间因心脏病突发而逝世；1961 年 8 月 8 日，著名戏剧表演艺术家梅兰芳在大便后猝死……老年人猝死卫生间的事件在生活中并不鲜见，尤其是在冬天，"卫生间事件"的发生频率更高。

冬天天气严寒，虽然室内都装有暖气或者采取了相应的采暖措施，但一般家庭采暖的重点都放在卧室和客厅，对卫生间的采暖却不够重视，因此，上卫生间的时候，人往往容易被寒冷刺激，致使血压升高，严重的时候甚至会发生脑卒中、脑出血等。

另外，有很大一部分老年人，尤其是老年高血压患者，大便通常比较干燥，排便的时候常常会不自觉地屏住呼吸用力，这样就造成了人的上半身血液过多，血压骤升。屏气时间过长或屏气太过强烈还可能导致猝死。因此患者一定要特别注意几点，以防止"卫生间事件"发生。

首先，排便时不要太用力，老年人切忌蹲着大便，一定要坐着。排尿的时候，最好也蹲着或坐着，尤其是老人，排尿不要采用站立姿势，不要屏住呼吸，若是采取站立姿势，则最好扶着墙壁或者拄着拐杖。

其次，冬天进卫生间的时候要披上一件保暖的衣服，夏天要多给卫生间通通风。老年高血压患者也可以在卧室准备一个尿壶，以免起夜的时候着凉，使血压升高。

再次，要养成良好的排便习惯，比如早晨起床之后，即使便意不是特别强，最好也跑趟卫生间，这样更有利于人体内垃圾和有害物质的外排。

最后，便秘的高血压患者在排便的时候要特别警惕，在日常生活中也要注意多吃高纤维的食物，以缓解大便干结的症状。

● 降血压，警惕"浴室危险"

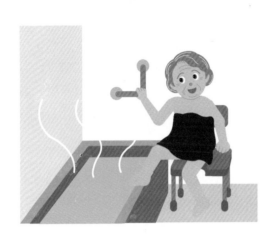

每天都用温水洗洗澡，不仅是享受，还能除尘解乏、加速新陈代谢，无论对谁来说都是一种享受，然而有的时候因为忽视了部分细节，享受也会变成难受。温水洗澡的确对身体有益，而且能降血压，但高血压患者在洗澡的时候却要注意选用正确的方法，否则不但对身体无益，还很有可能导致一些意外伤害的发生，比如突发脑出血、脑卒中等。

那么，高血压患者洗澡究竟要注意什么呢？

首先是时间。高血压患者洗澡是有时间限制的，不是说想什么时候洗就什么时候洗。一般来说，饭后不应该立刻去洗澡，洗澡的时间最好是饭后两小时。因为刚吃完饭的时候，体内的血液都在对胃"献媚"，供给脑部的要少一些，这个时候若是立即去洗澡，脑供血就容易不足，从而导致眩晕。

·其次是温度。众所周知，当受到寒冷刺激时，人的血管会收缩，血压升高；受到温暖刺激时，人的血管会舒张，血压下降。所以浴室内不宜过热也不宜过冷，保持在27℃左右最佳。水温调节的幅度大一些，冬天可以略高，夏天可以略低，但一般都在38摄氏度左右，最好不要超过40℃，也不要低于30℃。

再次是器具。除了淋浴，浴缸是很多人洗澡时必备的用品。有的人洗澡的时候还特别喜欢把身子都埋进水里，只剩头在外面。正常健康的人这么干还没有什么关系，但高血压患者却不行。因为将身体全都泡在水里，水流的压力会加重心脏和血管的负荷，导致血压升高。所以，高血压患者一定要用那种浅浅的、长长的、人可以平躺在里面的浴缸，即便放满水，身体也不会被水完全浸没（有三分之一的身体露在水面外）。

● 喝牛奶、晒太阳，轻松降血压

奶制品中富含丰富的钙离子，钙离子能够促进骨骼、牙齿、软组织等的发育生长，还能调节新陈代谢，燃烧脂肪，脂肪少了，脏器和血管承受的压力降低，血压自然也就跟着降了下来。流行病学研究资料证明，一个日摄入钙300毫克的人比日摄入钙1 200毫克的人更容易得高血压。众所周知，我国不管是农村居民还是城市居民，日常生活中钙的摄入量都远远没有达到国际标准——成年男性日摄入650~900毫克的钙，成年女性日摄入600~700毫克的钙。

牛奶和奶制品含钙量最高，是补钙的首选，250毫升的牛奶中含钙量就能达到300毫克，换句话说，每天喝上2杯牛奶，补钙就是一件很轻松的事情。当然，有部分高血压患者体内缺乏乳酸酶，只要一喝牛奶就会呕吐，这也没关系，除了牛奶，奶制品还有很多，比如酸奶就是不错的选择。

继牛奶之后，第二个补钙大户就是豆制品了，100克大豆的含钙量就高达200~300毫克，优质大豆的含钙量甚至能达到400毫克，要是实在不愿意吃奶制品，那么多吃些豆制品，如豆腐、豆芽等也是不错的。

另外，说到补钙，那就不得不说说钙的好朋友——维生素D。维生素D是人体必需的一种维生素。它能够调节新陈代谢和人体内的钙离子浓度，并通过对钙离子浓度的调节间接影响和调节血压。调查显示，一个体内血清维生素D含量小于每毫升15纳克（属维生素D含量不足）的成年男性患上高血压的风险要比体内血清维生素D含量大于每毫升30纳克（即维生素D含量充足）的人高6倍多。女性这方面要好一些，但也达到了3倍多。

维生素D躲在人体内，只有晒太阳才能唤醒它。所以，天天宅在家里的高血压患者们有时间的话就给自己放个假，走出屋子，哪怕就是坐在阳台上，喝杯牛奶，享受享受阳光，也是好的。

拒绝烟酒，身体更健康

在引发高血压的众多"元凶"之中，烟和酒的排名一向非常靠前。长期吸烟和酗酒的人被高血压找上的概率有的时候比肥胖的人还要高。因此，想要降低高血压，必须要做到的两点就是和香烟说"不"，和酒精说"拜拜"。

● 烟之危害：尼古丁和高血压的"孽缘"

饭后一支烟，快活似神仙！烟民们常发出这样的慨叹。

喷云吐雾间能缓解疲劳、提振精神、疏解烦闷的心情，这我们都知道。不过和这丁点儿的好处相比，烟对人的伤害却要重一万倍。拿出任意一盒烟，烟盒上都会有"吸烟有害健康"6个大字。吸烟对身体不好，谁都知道，可知道归知道，该吸的时候人们照样吸，甚至吸得更多，为什么？

因为尼古丁！香烟中的化学成分很复杂，最主要的成分就是尼古丁。尼古丁这种物质作用有些像鸦片，虽然能让人短时间内精神放松，但这种兴奋实际上来源于对交感神经不正常的刺激。当交感神经受到刺激、兴奋性增强的时候，就会大量释放儿茶酚胺，儿茶酚胺和尼古丁一样都能使人的心跳加速、血管收缩，从而造成血压升高。

另外，若是循环系统长期和尼古丁"亲热"，小动脉就会持续收缩，小动脉壁的平滑肌也会变形，血管内膜增厚，致使动脉粥样硬化，导致血压升高。

再者，除了让人欲罢不能的尼古丁，香烟中的焦油和一氧化碳也不是什么好东西。焦油是一种致癌物质，长期摄入很可能诱发咽喉癌和肺癌。一氧化碳则更可恶，它直接和氧气抢夺血液中的血红蛋白。常吸烟的人身体一般都处在持续缺氧的状态，一些因缺氧造成的心脑血管疾病极易找上门。此外，一氧化碳还会减少人体对高密度脂蛋白的吸收、增加胆固醇含量，成为"代谢综合征"的帮凶。

人的心血管系统功能很强大，可防御却很脆弱。在以尼古丁、一氧化碳、焦油为代表的"香烟族"大军的摧残下，心血管系统不用多长时间就会千疮百孔，发生种种病变，而这些病变，无一例外都是高血压的制造者。

最后，必须要说的是"一人抽烟，多人受害"，许多被动吸烟者因为身体中的"抗毒"基因不够强大，被香烟毒害的程度甚至比吸烟者还要深。因此，为了自己的健康，为了家人的健康，请对香烟说"不"。

● 怎样对香烟说"不"

许多高血压患者在被告知病情之后都会抑郁不振、消极悲观，但人生的福祸总是相依的，假如能够借着降压的"顺风车"把烟瘾戒掉，未尝不是一件好事。

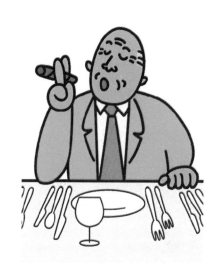

尼古丁是造成烟瘾的罪魁祸首。想要戒烟，最重要的就是把人从尼古丁的"魔掌"中解救出来，但"冰冻三尺，非一日之寒"，很多"老烟枪"吸烟吸了一辈子，突然要戒，难度可想而知。不过俗话说得好，"世上无难事，只怕有心人"，只要你想斩断高血压和尼古丁之间的"孽缘"，你的手中就随时可能出现一把"慧剑"。

戒烟怎么戒？首先，要把和香烟有关的东西，烟、打火机、烟灰缸、火柴等全部都扔掉。别心疼，留着这些东西对你没有任何好处。当然，戒烟还是靠毅力，戒烟的前几天，烟瘾发作时实在是不好受，当你实在想要吸上几口的时候，走到窗边，打开窗子，深呼吸吧。让新鲜的空气填满你的肺，它对烟的渴望就会小许多。另外，你也可以找些自己喜欢的事情转移一下注意力，烟瘾也就那么一会儿，熬过去就可以了。

一般来说，连续三四个月不抽烟，烟瘾就会自然而然地离你而去，时间说起来也并不长，咬咬牙也就忍过去了，而且，戒烟的小窍门也有很多，你完全可以参照执行。

1. 多吃富含 B 族维生素的食物，多喝水（两餐之间 6~8 杯)，稳定神经，加速尼古丁外排。

2. 每天都用温水洗洗澡，烟瘾发作的时候也可以用冷水洗洗脸。

3. 饭后千万别抽烟，可以出门去散散步，深呼吸 15 分钟。

4. 多喝牛奶、鲜榨果汁；不要喝刺激性较强的饮料，比如可口可乐。

5. 调整作息时间，尽量做到规律生活，努力培养良好的生活习惯。

6. 不要吃过油（油炸类、禽畜肉类）和过甜（糖果、甜品）的食物。

7. 少去酒吧，少到以往经常吸烟的地方"怀旧"，更要避免与烟瘾重的人频繁接触。

8. 烟瘾来了，找些其他的食物代替尼古丁，比如嗑瓜子、吃水果。

9. 想要吸烟的时候，多想想家人，想想父母，想想孩子，你忍心让他们做被动吸烟者吗？

只要有心，世上不会有难事，戒烟也一样，所以，从现在开始，和香烟"永别"吧。

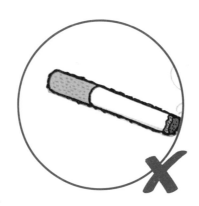

● 挥挥手，不带走一滴酒

中国自古便有酒文化，饭桌上的觥筹交错也是一种常态。

少量、适量饮酒能解乏、能怡情、能提神、能御寒、能舒筋活血，好处也有不少。不过，日常生活中，很多人喝酒其实都没有节制，喝醉是正常现象，把自己喝进医院的也不是没有，或许，沉溺酒中也不是酗酒者的本意，但"沉溺无度，醉以为常者，则丧身殉命"更是客观事实。

我们都知道，酒的主要成分是酒精。研究表明，当人每日摄入酒精的总量超过 20 克的时候，收缩压和舒张压都会变得很不稳定；当每日摄入酒精的总量超过 78 克的时候，高血压的发病率会激增 2 倍。长期饮酒会伤肝、伤肾、伤胃，这些器官的损伤也会间接导致人体的血压升高。因此，哪怕你是一个"酒虫"，为了自己的健康，也还是要跟酒说"再见"。

那么，戒酒要怎么戒呢？

首先，要循序渐进。一下子戒掉身体肯定是受不了的，所以，我们可以慢慢来，阶梯式地减少饮酒的量。比如以前你一顿喝 5 瓶酒，先改成喝 4 瓶，等适应了，再改成 3 瓶、2 瓶、1 瓶、半瓶，直到不喝。

其次，当酒瘾犯了的时候，要么出去走走，要么吃些新鲜的水果和清淡的食物。

再次，把自己的血压测量结果装在兜里，想喝酒的时候就拿出来看看。

再者，在条件允许的情况下尽量推掉一些饭局、酒局。

还有，可以寻找一些酒的替代品，比如茶、果汁等。

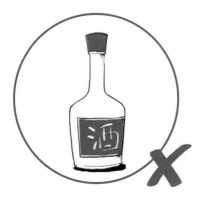

最后，对那些嗜酒的人敬而远之，最好少接触。

当然，如果有的时候必须去应酬也不要喝白酒，可以首选葡萄酒、黄酒，不行就喝啤酒。另外，喝酒的时候不要喝饮料，也不要和其他乱七八糟的东西一起喝。

总而言之，你要是有酒瘾，最好戒掉，实在戒不掉，就严格控制饮酒量；要是没有酒瘾，那就继续保持，千万别喝。

控制好自己的情绪

从某种程度上来讲，人其实就是思想的产物，心理影响生理不是空谈，而是实实在在的真理。常常被负面情绪影响的人很容易患上各种疾病，而高血压病正是其中最典型的一种。因此，要想治疗和降低高血压，控制好自己的情绪非常重要。

● 好心情是最好的降压药

曾经有患者问过我一个问题："世界上有没有一种完全无副作用、百试百灵、保证能降血压的降压药？"我的回答是"有"。没错，的确是有，不过这种降压药并不是制药厂中批量制造出来的，而是我们自己生产的，它的名字叫作——好心情。

前面我们讲过，长期受到愤怒、悲伤、紧张、恐惧、焦虑、忧郁等不良情绪影响的人，身体会长期处于一种精神应激的状态，在这种状态下，人的血管会持续收缩，血管平滑肌的代偿性会增强，血管壁也会随之增厚，使得血管狭窄，引起血压升高。而且，长期处于应激情绪中还会使人体肾上腺皮质激素分泌骤增，从而加大外周血管阻力，造成血压升高。

相反的，若是一个人长期处在快乐、平和、宁静、安心等积极情绪的影响范围内，精神比较放松，人的血管就会反射性地跟着放松（舒张），血管的平滑肌代偿性减弱，血管的弹性增加，血管阔度也会随之扩张。"水管"被加粗了，"水流"的压力自然减缓，"水压"不知不觉地也就跟着降了下来。而且，积极良好的情绪还会影响到肾上腺，肾上腺素分泌不再那么过盛，外周血管阻力降低，血压也跟着得到控制。

降压很难，很多时候高血压会伴随患者一生；降压又很容易，只要选对了药，血压就能被控制在正常水平，哪怕高血压无法治愈，也不会对患者的生活造成什么影响。好药是什么？三个字：好心情！

● 常见的高血压心理疗法

好心情谁都想拥有，但好心情却不是"招之即来，挥之即去"的应声虫。尤其是现在，生活节奏的加快，竞争的白热化，工作压力的激增，让人们无时无刻不被压力困扰，压力过大，心理上的负面因素总会悄无声息地多起来，所以，要想降压，还得先调理好自己的心情。

那么调理心情，或者说治疗心理的方法，有哪些呢?

1. 认知疗法

很多时候，患者之所以会出现心理疾病，不是因为减压不当，而是因为对某些事情认知不正确，因此，患者只要改变认知，就能很好地解除不良认知对心理的伤害。举例来说，一位老人认为女儿不天天在家陪他就是不爱他了，心里郁闷，情绪非常低落。只要让他改变认知，明白不是时时刻刻陪在身边才叫爱，女儿虽然在外工作但很爱他。只要做出改变，不良情绪就能得到很好的缓解。

2. 放松疗法

放松疗法是临床上非常常见的一种心理治疗方法。实践证明，心理的放松能够让人的身体受到感染也跟着放松，身体放松了，血压自然也跟着"放松"。日常生活中放松的方法有很多，沉思、禅坐、进行松弛训练、自我浅度催眠等都是不错的方式。

3. 暗示疗法

研究表明，人的身体中存在着两位掌控者：一个是显意识，一个是潜意识。虽然显意识多数时间都主导着人的行为，但当显意识和潜意识（也就是暗示）发生冲突的时候，身体最终会选择执行潜意识的命令。所以，在生活中，我们可以经常给自己施加一些有益的暗示，比如"我的血压不高""我要快乐，要开心""高血压能够治愈"，等等。当你的大脑和身体接受了这些暗示之后，就会做出相应的反应，你也就会跟着精神振奋、心情愉快、对治疗积极主动起来。

4. 疏导疗法

古代大禹治水采取的就是疏导的方法。对人来说，各种负面情绪其实就是源源不断的洪水，当"洪水"泛滥时，"治水"的方式自然是疏导。疏导的方式有很多，比如言语安慰、动作安慰、引导患者进行倾诉。疏导疗法操作起来最简单，而且效果也很好。

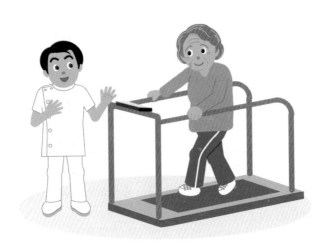

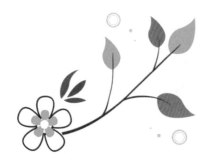

● 纠正不良情绪，保持血压稳定

人活在世，不可能不承受压力，当压力袭来时，产生不良情绪也是难免的。但当不良情绪产生的时候，我们却要想办法去纠正它、改变它，并且尽量杜绝不良情绪的产生，这样才能保持血压稳定。

举个例子来说，当你的儿子一意孤行、不听你劝告的时候，你非常伤心，伤心得想要落泪，这个时候，哭哭也没关系，但千万别让这种伤心的情绪长期持续。你可以想一想，也许儿子有他自己的考虑，他肯定不会自己害自己；你也可以积极地去做一些事情，向儿子证明他是错的；再不行，你也可以转移一下注意力，让自己将精神投注到另一件事情上。总之，不管你采用什么样的方法调节，都要切记一点，那就是不能让负面情绪在你心中生根发芽，发发脾气就算了，没必要太较真。

总之一句话：要想得开，保持积极乐观的生活态度，没事的时候不要操心太多的事情。若是空闲时间很多，就不如培养一下自己的爱好，去跳跳舞、练练书法、画个画、学学编织和雕刻。

另外，有些患者在得知自己患上高血压之后，就错误地以为自己将是家庭和社会的包袱，在知道高血压无法治愈之后更是郁郁寡欢，根本就不配合治疗。这种想法和做法都是要不得的。

人吃五谷杂粮，总是会生病，生病了不可怕，治就是了，哪怕无法彻底治愈。只要血压控制得好，高血压患者和健康的人实际上没有什么两样。因此，不要因为患病给自己太大的思想负担。学会幽默，没事的时候就笑一笑；对待病情也不要过于紧张，保持平常心，对血压控制更有利。

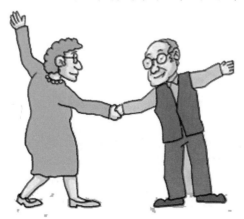

● 正确宣泄心中的苦闷，赶走高血压

研究表明，一般人的性格分三种：一种是乐观型，一种是悲观型，一种是普通型。普通型的人患上高血压的比例适中，乐观型的人最不易患上高血压，悲观型的人则常常受到高血压的青睐。

人生不如意事十之八九，不顺心、不满意很正常，许多人做不到豁达随性，也做不到知足常乐，遭遇挫折或打击时心中总会异样苦闷，殊不知苦闷非但不能解决任何困境，还会让血压噌噌地往上飙。

临床上，赶走苦闷、拒绝高血压的最好方法是疏导疗法。常见的疏导方式有两种。

一种是倾诉。倾诉的对象可以是亲朋好友，也可以是陌生却谈得来的网友，更可以是一个愿意倾听的路人……不管是对谁倾诉，哪怕就是站在楼顶上、荒地上、公园里扯着嗓子大喊大叫一番或者对着照片、镜子、柜子自说自话都没关系。关键是要倾诉出来，说出来，不要把所有的苦闷都憋在心里，否则就会憋出病来。

另一种则是转移注意力。转移注意力其实也是宣泄情绪的一种方法。当负面情绪出现时，如果找不到一个可以倾听的人，那么不妨去干点儿自己爱干的事情。爱运动的人去运动一下，打打球、散散步、慢跑两圈，或者干脆甩开胳膊、昂首挺胸地走几步，多运动一会儿，心中的抑郁就能像排汗一样排出不少。要是不爱运动，也行，你总得有个兴趣爱好吧，去做你最感兴趣、最容易从中收获快乐的事情，比如唱歌、跳广场舞、抖空竹、绣十字绣、编中国结、作画、写毛笔字、写诗、读书、看电视、听戏曲、烹饪美食等，只要能让心情平静下来，发泄出心中的苦闷，一切就都是好的。毕竟，疏解心绪降血压才是硬道理。

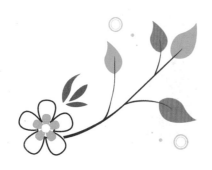

● 生气是高血压的大敌，要学会制怒

在所有能够引发高血压病的不良情绪中，生气的威力绝对是最大的，因为怒气澎湃而血压爆表的人不少，因为生气突发心脏病、脑出血、脑卒中的更不少。因此，高血压患者在日常生活中一定要学会制怒。

所谓治病寻根，要制怒，自然要先了解怒气究竟是从哪里来的，换句话说，要了解引发怒气的心理因素都有什么。

➔ 1. 完美主义思想。现实生活中，有许许多多的人都对完美有着一种近乎执念的追求。这不好。的确，爱美之心，人皆有之，追求美好不是错误，但若是苛求完美就过了。人生中本就没有完美的事情。因为工作生活中的各种不完美、各种不顺利而苛责自己，认为自己做得不够好，认为自己能力有问题，为自己的"无能"而焦虑生气，其实完全没有必要。

➔ 2. 太过自我。以自我为中心，这是每个人或多或少都会有的毛病，但太自我了就要出大问题。世界上没有谁是中心，周围的人必须围绕着你旋转，但很多人却总喜欢指挥别人，让别人按照自己的意思办事，一旦别人提出反对意见或者根本就不听从他的指挥时，他就会勃然大怒，血压自然也跟着水涨船高。

➔ 3. 斤斤计较。"退一步海阔天空"，这句话所有人都知道，做到的却并不多。日常生活中，大部分人都在为一些芝麻绿豆、鸡毛蒜皮的事情在无休止地烦恼。凡事斤斤计较，一旦遭遇困难就觉得自己受了委屈，就觉得世界末日都没有发生在自己身上的"灾难"严重，自己一个人躲起来生闷气。这种气其实完全没必要生。生了气只会对健康有害。

了解了产生怒气的主要心理因素，高血压患者就可以对症下药，根据不同的情况来选择制怒的方法。比如，追求完美的人试着对自己宽容一些；爱斤斤计较的人学着对别人宽容一些；控制欲太强的人要试着改变自己，学着和其他人沟通与合作。

假如你已经忍不住发火了，那么下一秒要做的就是"等一等"；若是这件事真的让你怒不可遏，你就可以吼两嗓子宣泄一下，更可以发挥自己神奇的想象力，化愤怒为奇趣。比如，一个头发染得花花绿绿的年轻人对你不礼貌，你完全可以把他当作一只乱叫的五彩大公鸡。

● 摆脱抑郁，振作精神

抑郁是健康的天敌，是高血压的亲密战友，在已经打响的降压"攻坚战"中，抑郁是除了愤怒之外，最先要消灭的"劲敌"。作为高血压不可或缺的帮凶，抑郁很强大，所以要想摆脱它，高血压患者一定要掌握好正确的方法。

→ 1. 放低目标，奖励自己。渴望成功没有错，渴望一蹴而就的降血压也没有错，但降压是一个长期持续的过程，不可能今天你血压还高到200毫米汞柱，第二天就恢复了正常。所以，高血压患者一定要有耐心，在制订降压计划的时候放低目标、循序渐进。在完成阶段性的降压目标之后，要适当地奖励自己一下，不用太奢侈，比如奖励自己听一首好听的歌，给自己买一双心仪的鞋子等。

→ 2. 保证睡眠，学会放松。睡眠质量的好坏对高血压的影响非常明显。一个高血压患者每天的睡眠时间都应该不低于 7 个小时。白天的时候也要有适当的午休、小憩。若是睡不着，则可以学习一下放松、禅坐、沉思、听听舒缓的音乐、给自己熟睡的心理暗示等都行，就算是数绵羊、数小狗，只要能保证入睡也没什么不可以。

→ 3. 合理膳食，加强锻炼。饮食疗法和运动疗法一向是备受高血压患者推崇的自然疗法。均衡合理的饮食和适当的有氧运动锻炼，能够减少脂肪、促进新陈代谢、通畅血液、减轻脏器负担，从而软化或扩张血管，降低血压。

→ 4. 陶冶情操，多接触积极的事物。古人常说："近朱者赤，近墨者黑。"人如此，人的情绪也如此。一个经常接触正能量的人，生活肯定乐观向上；一个时时刻刻被负能量环绕的人，总不会爱心满腔。生活中积极的事物很多，接触多了，你的情绪也会跟着积极起来。当然，这并不是说你一定要满世界去寻找乐观的人搭讪，其实看看励志电影、读读充满正能量的书、听听有趣的广播等都没问题。

抑郁是抑郁者的"催命符"，积极是积极者的"护身符"，看开一些，摆脱抑郁，提起精神，不仅降压不用愁，而且你的生活也会大变样。

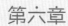

第六章

高血压并发症
调养方案

　　高血压病是一种慢性常见病，疾病本身对人的身体并没有太大的危害，真正对人体危害大、致命的，其实是其并发症，尤其是心、脑、肾方面的并发症最是严重。因此，一直以来，高血压并发症的治疗都是高血压临床治疗的重点。

高血压并发肥胖症

高血压并发肥胖症，是临床上一种十分常见的高血压症，发病的群体大多是肥胖性高血压患者或者 BMI 超过 24 的胖子预备军。

● 高血压并发肥胖症的危害和饮食原则

高血压并发肥胖症，最大的危害就是容易诱发各类心脑血管疾病。肥胖症的人不用说，体内的脂肪绝对是超标的，这些多余的脂肪在体内堆积，不仅会增加心脏等脏器的负担，而且会使人内分泌失调、血液循环变慢、外周血管阻力变大，引发冠心病、脑卒中、脑出血、动脉硬化等疾病。

目前为止，市场上还没有治疗高血压并发肥胖症的特效药物，所以，它的治疗还要以调养为主，而调养的最主要方式就是饮食。

饮食原则

1. 高血压并发肥胖症最主要的病根就是胖，所以赶走脂肪是必须要做的事情，但减肥是一个长期的过程，不能操之过急。最佳的做法就是循序渐进地减少日热量摄入总值，每周不要减太多，减 1 千克左右的体重就好。

2. 少吃盐渍、油炸的食品，少吃肉，多吃蔬菜（日均 500 克）和水果（日均 200 克），多吃富含优质蛋白质和钾元素的食物。

3. 不要饮酒，拒绝抽烟，每天食用 20 毫升左右的醋。

4. 不要总吃精制米面，要适当地多吃粗粮，如玉米、燕麦、高粱等。

5. 一定不要吃或者尽量少吃高脂肪、高胆固醇、高热量的食品。

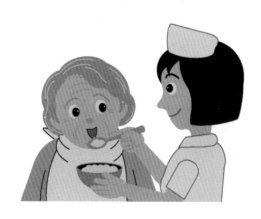

● 高血压并发肥胖症的营养计划

调养，最重要的不是"调"，而是"养"。说到"养"，自然就不能不提到营养，不能不提到吃。对高血压并发肥胖症的患者来说，要想吃得好，最好不要去餐馆，餐馆中的菜大多比较油腻，选择性也少，而自己下厨不仅能保证食材新鲜，还可以变着花样地做。做饭的时候不要一点儿含脂肪的东西都不吃，那样会营养不良，只要做到少吃、适度就可以了。

另外，肥胖症患者吃饭的时候更要注意细嚼慢咽，不要吃得太急，也别吃得太饱，八分饱就可以了。吃饭的时候要先吃蔬菜先喝汤，然后再吃米饭和肉类。吃饭的时候尽量用小碗和浅盘子。

再有，市面上很多减肥药、减肥茶虽然标明无副作用，但副作用其实不小，很多依靠节食和只吃一种食物来减肥的方法也不够科学，高血压患者一定不要轻易尝试。

最后，还需要特别注意的是，高血压并发肥胖症患者在饮食方面有不少讲究，宜吃的有玉米、番茄、萝卜、香菇、黑木耳、苦瓜、白菜、豆芽菜、鱼、冬瓜，不能吃或应少吃的有肥肉、糖果、腊肠、巧克力、奶油、罐头、果脯、油条等。

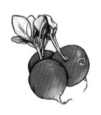
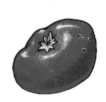
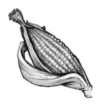

● 高血压并发肥胖症的特效食疗方

高血压并发肥胖症的特效食疗方有不少，下面我们就简单地介绍几个。

➜ 玉米虾仁汤

【用料】玉米粒 150 克，鲜虾仁 50 克，油菜 150 克，洋葱小半个，盐半小匙（2.5 克），浓缩鸡汤半小匙，黄油 4 小匙，清汤适量。

【做法】

1. 洋葱去皮切成末；油菜洗净，去根。

2. 将黄油放入锅中，待黄油融化放入洋葱末，翻炒，到微微有香味透出。

3. 往锅中加入适量清汤，再将浓缩鸡汁、盐、玉米粒和虾仁都倒入锅中熬煮，煮到汤沸，放入油菜，接着煮 1 分钟，即可饮用。

【功效】玉米、油菜、洋葱都是降压佳品，相互配合，降压效果更好。

➜ 红糖苹果小米粥

【用料】苹果 2 个，小米 150 克，红糖 50 克，清水适量。

【做法】

1. 苹果洗净去核，切成小块；小米淘洗干净。

2. 在锅中加入适量清水，并放入苹果和小米，文火熬煮成糨糊状。根据自己的口味放入红糖调味。

【功效】苹果中富含丰富的维生素和膳食纤维，小米也能清热利尿、降血压。

➜ 玉米核桃花生粥

【用料】玉米粒 100 克、核桃粒 50 克、花生 5~10 粒。

【做法】

将玉米粒、核桃粒、花生米洗干净，加入适量清水，文火熬煮到粥熟。

【功效】核桃和玉米中富含大量亚油酸，亚油酸能加速脂肪和胆固醇代谢，软化血管，防止动脉硬化；花生中含有大量不饱和脂肪酸和氨基酸，能降低心脏病发病概率，更能降低人体胆固醇。

→ 香菇白菜汤

【用料】白菜 150 克，干香菇 20 克，盐 2 克，洋葱小半个，植物油、高汤适量。

【做法】

1. 洋葱去皮洗净切成末；白菜洗净，撕成一小片一小片的；用温水浸泡香菇 10 分钟，然后洗净切成块。

2. 往锅中倒入适量油，油热时用葱末炝锅，然后倒入适量高汤。

3. 文火熬煮高汤，待高汤沸腾后放入香菇接着煮，再次煮沸后放入白菜片，最后，放入盐和香油。

【功效】白菜能清热，香菇能降压，搭配起来既美味又养生。

→ 茄子炒青椒

【用料】茄子 300 克，青椒 100 克，蒜 10 克，植物油、盐各适量。

【做法】

1. 将茄子去蒂洗净，切成两段后对半剖开，切十字花刀；青椒洗净，切成块备用；蒜去皮，切成末。

2. 炒锅置于火上，倒入适量油烧至六成热，放入茄子炒一会儿，然后加入青椒炒片刻。

3. 再放入盐、蒜末，快速翻炒片刻即可。

【功效】这道菜营养丰富，尤其适合减肥的高血压患者食用。

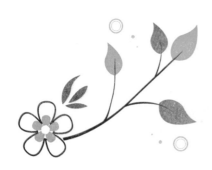

● 高血压并发肥胖症的治疗方法

高血压并发肥胖症患者若是病情较轻，则应该首先选用自然治疗方法，除运动和饮食治疗外，还可以采取按摩、拔罐、刮痧、足浴治疗。

按摩时首选按摩脐下5厘米（1.5寸）处的气海穴，按摩方法是放松小腹，用右手中指用力往下按压气海穴，按下之后再松开，松开之后再按，反复按压20次为一遍。每天按压两遍气海穴能加速消耗脂肪，促进新陈代谢。其次我们也可以选择按摩天枢穴。天枢穴的位置和气海穴相近，也靠近脐部。按摩天枢穴时要采用站立的姿势，然后用食指和中指的指端一起按揉穴位，先顺时针按揉100次，再逆时针按揉100次，每天按揉两回能促进消化、减肥降压。

若是选择拔罐疗法，则需要选择督脉、膀胱经附近的经络和穴位。先以闪罐、走罐的方法在背部督脉和膀胱经附近行走，待皮肤出现潮红时停下；然后在关元穴、中脘穴、天枢穴、带脉穴、大横穴、足三里穴、腹结穴留罐；留罐15分钟左右后拔罐。拔罐疗法不宜每日进行，隔1天拔1次就可以了。

另外，足浴的话，可以选用去渣之后的茯苓荷叶汤、冬瓜皮茯苓汤泡脚半小时，每天泡1次，连泡20天为一个疗程。

当然，若是有需要进行药物治疗，首选 ACEI 和 ARb 类药物，如替米沙坦，也可以服用一些复方药，像氯沙坦钾氢氯噻嗪片、缬沙坦氢氯噻嗪片，但切记少用或者不用 β 受体阻滞药。

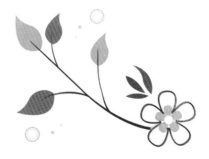

高血压并发高脂血症

临床上，许多高血压患者都会并发脂质代谢异常，即高脂血症，有这种并发症的患者体内的脂蛋白和血清脂质代谢一般都会有不同程度的紊乱，胆固醇和三酰甘油的含量也非常惊人。

● 高血压并发高脂血症的危害和饮食原则

高血压并发高脂血症的患者，在发病的时候不仅有血压升高等单纯高血压病的症状，还伴有头晕、浑身乏力、精神疲惫、失眠、胸闷、四肢麻木，严重的甚至会伴有嘴歪眼斜、口不能言、头晕目眩、心慌气短。

另外，高血压并发高脂血症还是冠心病、脑卒中等疾病最大的发病根源之一。因此，为了自己的健康，患者更应该注意对并发高脂血症的调养。

饮食原则

1. 多吃鱼和豆制品，少摄入动物性脂肪。鱼和豆制品中富含的是不饱和脂肪酸，既可以为人体提供所需的脂肪，又不会让人变胖。动物性油脂中则富含饱和脂肪酸，吃多了会让人的三酰甘油升高，从而加重病情。

2. 增加优质蛋白质的摄入，多喝牛奶，多吃虾皮，不要过多摄入植物性蛋白质。

3. 限制胆固醇的摄入。胆固醇增高不仅会引发动脉粥样硬化，还是高血压高血脂的元凶。人每天必须摄入胆固醇，但摄入量不宜超过 300 克。富含胆固醇的食物有蛋黄、鱿鱼、各种动物的内脏及鱼子。能降低胆固醇的食物有大蒜、洋葱、木耳、香菇。多吃些降低胆固醇的食物能有效地预防血栓，防治冠心病。

4. 做菜的时候要选择低脂烹调法，即少炒菜，多采用熬、煮、炖、蒸的方式做菜，其中尤以清蒸为最佳。

5. 不要喝酒。酒精不仅会造成胆固醇和三酰甘油含量增加，还会对脂蛋白酶起抑制作用。所以饮酒，尤其是饮酒过量很容易让人的血脂升高。

● 高血压并发高脂血症的营养计划

高血压并发高血脂症患者，日常饮食中应该遵循两条饮食细则。

第一条细则是"一二三四五"细则，具体如下。

1. 每天坚持喝一杯牛奶（补钙）。

2. 每天喝两次茶，喝茶的时间随意，不过一般多是上午、下午各 1 次或白天 1 次，晚上 1 次，茶宜选决明子茶、乌龙茶或者苦荞茶。

3. 每天要吃三份富含优质高蛋白的食物，比如 1 个鸡蛋、100 克鱼肉、100 克鸡肉、50 克猪瘦肉、100 克豆腐，不要集中吃，要分 3 次吃，三餐每一餐吃一份，不要重复。举个例子来说早餐吃了 1 个鸡蛋，午餐就不要再吃鸡蛋，可以选择吃猪瘦肉、鱼肉、豆腐等。

4. 吃的东西要多元化，而且要不甜不咸、有粗有细。即不要吃太多甜的和咸的食物，食物要多元化，既吃粗粮也吃细粮，粗纤维的食物和精致的食物搭配着吃。

5. 每天吃 500 克左右的蔬菜和水果，果蔬的比例可以是 3 ∶ 2（300克蔬菜和 200 克水果），也可以是 4 ∶ 1（400 克蔬菜和 100 克水果）。

第二条细则是"红黄绿白黑"细则，具体如下。

1. 红。每天吃一两个番茄，可降低血脂浓度。

2. 黄。每天吃一种黄色食物，如胡萝卜、南瓜、玉米、红薯。

3. 绿。多喝绿茶，茶多酚有利于降血脂；多吃叶子为深绿色的蔬菜，这种蔬菜富含维生素 C，也对降压降脂有帮助。

4. 白。将适量燕麦粉倒入适量清水（50 克）中熬煮 10 分钟，再加入牛奶饮用，可降血脂。

5. 黑。多吃"黑色"食物，如香菇、黑木耳等，降压又降脂。

 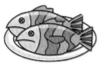

● 高血压并发高脂血症的特效食疗方

➡ 芹菜粥

【用料】芹菜 250 克，大米 150 克，清水适量。

【做法】

1.将芹菜洗净，用刀切成 2 厘米长的小段；将大米淘洗干净。

2.把大米倒进锅中，然后往锅中加入适量清水；先用大火把水煮沸，然后再用文火熬煮大米半个小时。

3.把芹菜段放进去，继续熬煮，待再次沸腾时掀开锅盖，继续熬煮 10 分钟即可食用。

【功效】芹菜有平肝降压、健脾养胃的作用，经常食用可以有效缓解高血压、高血脂、高血糖的症状。

➡ 胡萝卜炒木耳

【用料】胡萝卜 300 克,泡发好的黑木耳 60 克,葱花一小撮儿,盐、鸡精、花椒粉、植物油各适量。

【做法】

1.把胡萝卜洗净，切成薄片；把黑木耳洗净，撕成小朵。

2.往锅中倒入适量植物油，开火，等油七成热的时候，放入花椒粉和葱花炝锅，等葱花微微发出香味的时候把胡萝卜片放进去，反复翻炒几次（注意：翻炒时一定要均匀）。

3.把木耳倒进锅里，然后加入适量清水，盖好锅盖。

4.等胡萝卜片熟透了，撒入适量盐和鸡精调味。

【功效】胡萝卜中富含维生素和膳食纤维，木耳中的胶质对人体内的有毒物质有极强的吸附作用。二者相互搭配，不仅美味，而且能防治血栓。

➡ 白菜柚子汤

【用料】白菜 60 克，柚子肉 4 瓣，白糖适量

【做法】

1.把大白菜洗净，切成小块；往锅中加入适量清水，放入柚子肉，煮 5 分钟。

2.把白菜块倒进锅里，继续熬煮，直到白菜煮熟。

3.根据个人口味加入适量白糖调味即可饮用。

【功效】白菜能清热通便、利尿健胃，柚子可以治疗心烦口干，两者相辅相成，对防治高脂血症引发的血管病有疗效。

洋葱拌木耳

【用料】水发黑木耳250克，洋葱250克，白醋、盐、酱油各适量。

【做法】

1.洋葱去皮洗净切成细丝；木耳去蒂洗净。

2.往锅中加入适量清水，加热到沸腾；将洋葱丝放入锅中焯一两分钟后捞出沥水；将木耳放入锅中焯熟沥水。

3.把木耳、洋葱丝放进盘子里，加入适量酱油、盐和白醋搅拌均匀，即可食用。

【功效】洋葱可以扩张血管、促进钠的排泄；木耳能吸附身体中的有害物质。两者结合，既能降压又能降血脂。

凉拌木耳圆白菜

【用料】圆白菜150克，木耳5克，盐1克，干红椒2个，蒜、白醋、植物油、白糖各适量。

【做法】

1.圆白菜洗净、切成丝，备用；蒜切成末；干木耳用水泡发，去杂质，撕成小块。

2.锅内加清水烧开，下入黑木耳，焯水3分钟，捞出过冷水，木耳、圆白菜丝一同放入容器内。

3.锅内加少许油，中小火烧至六成热，下入蒜末煸香，下入干辣椒，煸香。

4.将炸好的油、白醋、盐、白糖一同放入菜中，拌匀即可。

功效：圆白菜富含维生素C、各种矿物质，木耳具有降脂的作用。二者同食对高血压并发高脂血症的患者有益。

● 高血压并发高脂血症的治疗方法

临床上，治疗高血压并发高脂血症的方法有很多，但效果最显著、副作用最小的还要属按摩治疗。

解溪穴、手三里穴、内关穴、足三里穴是进行并发高脂血症治疗时最常按摩的穴位，其中，位于脚背与小腿交界处中点的解溪穴又是按摩的重点。

按摩解溪穴的时候要采取坐姿，把左（右）大腿放到右（左）腿上，然后用大拇指的指腹分别揉按左（右）腿解溪穴各 20~30 次，揉按的时候用力要深沉厚重。经常按摩解溪穴能够清胃热、治便秘，还可以缓解高脂血症造成的头疼、惊悸、下肢麻木。

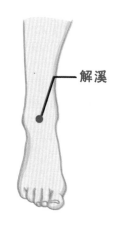

解溪

解溪穴之后，就是足三里穴。足三里穴位于小腿胫骨外侧。按摩的时候应该仰卧屈膝，然后用大拇指指腹顺时针点按穴位 2 分钟，然后再逆时针点按穴位 2 分钟，以感到酸麻为宜。长期按摩足三里穴能促进血脂代谢，降血脂。

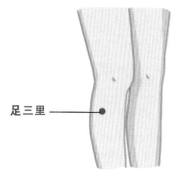

足三里

手三里穴和足三里穴对应，属手阳明大肠经，经常按摩它能促进排泄，减少混入血液中的脂肪。对手三里穴进行按摩时，应该屈曲前臂，用左（右）手的大拇指指腹分别按揉右（左）臂的手三里穴，按揉的时候要由内而外，力道从轻到重。

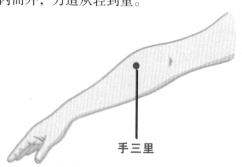

手三里

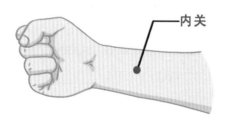

内关

内关穴，位于腕关节横纹上方大概 3 厘米处，手臂内侧的中央。按摩内关穴，能够有效改善高血压带来的胸闷胸痛、心慌心悸等症状。

按摩内关穴的时候，前臂需要半屈，用左（右）手的大拇指指尖按住右（左）手的穴位，食指或中指则轻轻按住外关穴（手少阳三焦经上的重要穴位，在手臂外侧，位置和内关穴相对），然后轻轻向内按压内关穴，力道一定要轻柔，按压次数为 20~30 次。

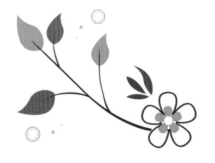

高血压并发糖尿病

在众多的高血压并发症中，高血压并发糖尿病算得上是比较严重的了。一般来说，一旦出现这种病症，高血压患者的病情就已经达到中重度了。

● 高血压并发糖尿病的危害和饮食原则

高血压患者并发糖尿病，就已经正式走进了"三高"的殿堂。别怀疑，高血压并发糖尿病的时候，患者体内的血脂肯定也会增高，身体的凝血功能也会跟着异常，这也就意味着患者本就已经处于高凝状态的血液进一步凝固，离脑梗死已经只有半步之遥了，大家一定不能掉以轻心。

另外，高血压病本身就能加快糖尿病、肾病的发展，糖尿病肾病的加重转过来更会使高血压雪上加霜。两者之间形成的是一种绝对恶性的循环，如果不及时进行治疗和调养，则不仅高血压患者的血压会像野马一般失控，高血脂和糖尿病也会给患者带来越来越严重的折磨，甚至还会造成生命危险。

正是因为高血压并发糖尿病的危害如此严重，因此在进行饮食调养的时候更要小心谨慎，要遵循一定的饮食原则。

1. 使热量摄入和消耗平衡。

2. 限制糖类的摄入。忌食蔗糖、葡萄糖以及其他糖制品。淀粉含量高的蔬菜如土豆、红薯、山药也要少吃。

3. 高胆固醇的食物要尽量少吃，如蛋黄、肥肉、动物肝脏等。

4. 选择优质蛋白质。蛋白质的来源应以牛奶、瘦肉、蛋清等优质蛋白质为主。

5. 适当补充含糖量低的水果，如草莓、猕猴桃等。

6. 多吃富含膳食纤维的食物，如海带、紫菜等。

7. 少吃零食。

8. 少食多餐。餐后血糖易升高的患者可少食多餐，但总量不要变。

● 高血压并发糖尿病的营养计划

早晨要吃饱，中午要吃好，晚上要吃少。这样的三餐饮食规律在民间流传了很多年，自然是非常有道理的，高血压并发糖尿病的患者病情特殊，更要严格遵守这一点。

另外，除了控制热量、胆固醇、脂肪的摄取，不吃含钙高、含糖高的食物之外，并发糖尿病的患者还不能大量饮酒和吃含糖量高的水果。假如你无法判断一种水果的含糖量，你可以在书或电脑中查一下，你还可以轻轻尝一口，通常越甜的水果含糖量就越高。

再者，为了保证身体营养的均衡，我们每天也要适量摄入一些碳水化合物，多吃含有维生素、矿物质和膳食纤维的食物，如南瓜、冬瓜、菠菜、山药、芹菜、橘子、山楂、荸荠、木耳、莲子、草菇、豆腐等。

要知道膳食纤维不仅能够让餐后血糖和空腹血糖降低，还能改善人体的糖耐量，而多摄入维生素，尤其是 B 族维生素，能够防治并发糖尿病恶化后产生的酮症酸中毒。

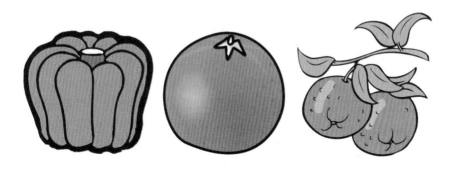

● 高血压并发糖尿病的特效食疗方

➡ 草菇丝瓜汤

【用料】草菇 100 克，丝瓜 200 克，姜片 3 片，盐、胡椒粉、味精各适量。

【做法】

1. 将丝瓜去皮、洗净、去瓤、切成小段；将草菇洗净，用沸水焯熟，然后沥水。

2. 往锅中倒入适量清水，往水中加入少许盐，加热至水沸腾，接着放入丝瓜段、草菇、姜片，用大火煮沸，再用中火煮 15 分钟。

3. 往汤中撒入适量胡椒粉、味精，搅拌均匀。

【功效】丝瓜能消肿利尿，草菇可以降低人体对碳水化合物的吸收率，两者相辅相成，对治疗糖尿病非常有利。

➡ 苦瓜炖豆腐

【用料】苦瓜 300 克，豆腐 250 克，植物油、高汤、盐各适量。

【做法】

1. 苦瓜洗净切成片；豆腐洗净切成片。

2. 往锅中倒入少许植物油，加热到七成热时放入苦瓜片翻炒 5 分钟，然后将高汤、豆腐片、盐一齐倒进锅中炖煮到菜熟即可。

【功效】苦瓜对降糖有利，豆腐生津润燥、和中益气，两者结合，既降压又降糖。

➡ 火腿冬瓜

【用料】冬瓜 250 克，火腿 25 克，葱花、盐、味精、姜、高汤各适量。

【做法】

1. 冬瓜洗净去皮，切成薄片；火腿蒸熟，切成片。

2. 往锅中倒入适量油，加热到七成热时放入葱花、姜末炝锅，然后加入盐、冬瓜片、高汤、火腿片一同烧熟。

【功效】冬瓜能利湿消肿，能有效降压，且含糖量低，含脂肪量也低。

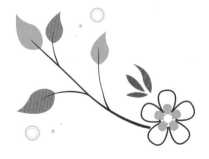 燕麦粥

【用料】燕麦片100克，米粉100克，豆浆1杯，清水适量。

【做法】

1. 将燕麦片洗净；往锅中加入适量清水，将麦片倒进去，加热到沸腾。

2. 把豆浆倒进米粉中，均匀搅拌，调成糊状。

3. 把米糊倒进锅中，加热至沸腾，然后改用小火熬煮10分钟，加热过程中要一直用勺子搅拌。

【功效】豆浆和燕麦都富含不饱和脂肪酸，强强联合，降糖、降压更有效。

香菇扒茼蒿

【用料】茼蒿300克，香菇（鲜）50克，植物油、葱、蒜、盐、香油、淀粉、料酒各适量。

【做法】

1. 将茼蒿洗净，切成段，放入开水中焯一下，沥干；香菇洗净，切成小片；葱、蒜洗净，葱切成段，蒜切成片。

2. 锅中放油烧热至七成热，爆香葱段、蒜片，下香菇翻炒；倒入料酒及少量水，放入茼蒿段煸炒至熟，加盐调好味；用淀粉勾芡，淋入香油即可。

【功效】这道菜维生素含量高，热量低，非常适合高血压并发糖尿病的患者食用。

● 高血压并发糖尿病的治疗方法

　　高血压并发糖尿病患者究竟需不需要进行药物治疗，要根据患者的血压具体数值来决定,而收缩压(高压)17.3千帕(130毫米汞柱)和舒张压(低压)11.3千帕（85毫米汞柱）则是一个临界点。假如患者的血压低于这个临界数值，一般不建议采取药物治疗，而应该采用非药物治疗方法，如适量运动、戒烟、戒酒、限制盐量摄入、限制胆固醇和脂肪的摄入、减肥、按摩、刮痧、艾灸、足疗足浴等；假如患者的血压达到并稍稍高于这个临界数值，那么可以先采取非药物疗法治疗，若治疗三个月后血压仍未下降，则需要服用药物；假如患者的血压远远高于这个临界数值，那么就必须要马上服药治疗了。

　　通常，按摩、拔罐、足浴是患者最常采用的非药物疗法。为了缓解病情，按摩的时候一定要选好穴位。对并发糖尿症的高血压患者来说，按揉脾俞穴、胃俞穴、鱼际穴、胰俞穴、中脘穴、气海穴，点按足三里穴，疗效都不错，其中，按揉胰俞穴的效果最明显。

　　另外，如果必须采取药物治疗，患者在选择降压药的时候就一定要选择那些对糖代谢没有什么不良影响的药，如ACEI（血管紧张素转化酶抑制药）和钙离子拮抗药，尤其是ACEI类降压药品，应该是患者的首选。

　　特别提醒一下，噻嗪类利尿药都能使血糖升高，复方降压片、复方罗布麻片等复合制剂中也含有噻嗪利尿类成分，高血压并发糖尿病患者最好不要服用。

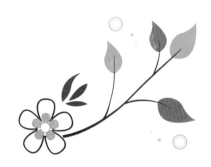

高血压并发冠心病

高血压是一种常见的慢性心血管疾病，心脏则是最容易被高血压伤害的靶器官，冠心病更是一种非常折磨人的危险疾病。当高血压和冠心病结合之后，危险程度之大自然可想而知。

● 高血压并发冠心病的危害和饮食原则

冠心病是一种非常常见的心脏疾病，发病原因不一，但血压升高引起的代偿性缺氧、左心室心肌肥厚绝对是主要原因。相应的，一个患了冠心病，确切地说是冠状动脉粥样硬化的人，体内的血管一定非常狭窄、血管弹性很差，非常容易引发血压升高，严重时甚至会造成心肌梗死、心力衰竭。眩晕、恶心、间歇性晕厥、气促、心绞痛是并发冠心病最常见的症状。

春秋季节是冠心病的高发期，排便时屏住呼吸用力也很容易诱发冠心病。通常，一旦冠心病发病，病情都不会特别轻，所以，日常生活中，高血压患者一定要注意调养。

饮食原则

1. 控制胆固醇的摄入。

2. 饮食宜清淡，限制脂肪的摄入。

3. 少吃盐，每天的食盐量在 4 克以下，腌制食品也要少吃。

4. 多吃富含钾和维生素 C 的水果、蔬菜，如猕猴桃、橙子、草莓、番茄、莴笋、芹菜等。

5. 适量摄入蛋白质。

6. 控制糖的摄入。尽量少吃蔗糖、葡萄糖等糖类制品，含糖量较高的食品也要少吃。

7. 多食用富含膳食纤维的食物。

8. 切忌暴饮暴食，晚餐也不要吃得过饱。

9. 辛辣刺激性食物要尽量少吃。

● 高血压并发冠心病的营养计划

高血压并发冠心病的患者，在日常饮食中一定要注意以下几方面的营养配比。

首先,要多吃富含维生素 E 的食物。维生素 E 能够强化心肌,保护心脏,减少体内胆固醇的合成，对防治冠心病非常有益，因此，日常饮食中要增多此类食物的配比。芝麻、橄榄油等都是维生素 E 含量比较高的食物。

其次，要补钾。钾是人体必需的一种重要元素，也是心脏必需的一种重要元素。钾就是心肌的盾牌和防护服，少了它，心肌会变得孱弱，抵抗力也直线下降。一旦因为血压升高导致心肌缺氧，很可能引发心肌梗死。许多果蔬和鱼类中都含有钾，如牛油果、橙子、柚子、胡萝卜、菜花、三文鱼等。

再次，有一点必须特别说明，那就是植物油中的菜籽油绝对不能出现在并发冠心病患者的菜谱中，因为菜籽油中富含芥酸，芥酸融入血液后会造成血管壁增厚和脂肪堆积。

还有，一定要控制胆固醇的摄入量，每天不得高于 300 毫克，盐的摄入量也控制在 3 克左右，要适量摄入膳食纤维，因为它能吸附胆固醇。

  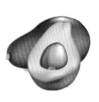 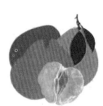 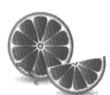

高血压并发冠心病的特效食疗方

金针菇拌菠菜

【用料】金针菇100克，菠菜150克，酱油、盐、香油、醋各适量。

【做法】

1. 把金针菇清洗干净，去根，然后一根一根分开；将菠菜洗净，切成段，每段约3厘米。

2. 将金针菇用沸水焯一下，焯完沥水；将菠菜用沸水焯熟，沥水。

3. 把沥好的金针菇、菠菜放到盘子里，加入适量盐、香油、酱油、醋，搅拌均匀，就可以吃了。

【功效】金针菇和菠菜都是降压佳品，一起食用，降压的效果更好。

山楂菊花粥

【用料】山楂片12克，干菊花10克，大米60克，清水适量。

【做法】

1. 将干菊花去蒂、洗净、研磨成细粉末；将山楂片研磨成细粉末；将大米淘洗干净。

2. 往锅中加入适量清水，倒入大米，大火或中火加热，等到把大米煮开花时放入山楂末和菊花末，然后改用小火继续熬煮到粥稠。

3. 盖紧锅盖焖5分钟。盛出稍晾，即可食用。

【功效】菊花能利血脉、疏风清热、去心烦；山楂能解暑、扩张血管、促进消化。不过，菊花性凉，脾胃虚寒或体质偏寒的人应该慎服，高血压患者也不要多服，每日1~2次就可，而且冬季的时候要停止食用。

圆白菜番茄汤

【材料】圆白菜100克，番茄50克，葱花适量，香油适量，盐适量。

【做法】

1. 将圆白菜洗净切片；将番茄洗净切片。

2. 往锅中倒入适量清水，开火加热到水沸，把番茄片和圆白菜片倒进去，继续加热到煮熟。

3. 放入适量盐和葱花调味，出锅之后再淋上香油。

【功效】番茄和圆白菜中都富含大量维生素、矿物质和膳食纤维，并且清淡可口，低脂肪、低胆固醇，很适合并发冠心病患者食用。

● 高血压并发冠心病的治疗方法

任何疾病，哪怕是同一种，病情也有轻有重，轻病要轻治，重病要重治，高血压并发冠心病也一样。若是高血压患者的冠状动脉粥样硬化程度很轻微，那么可以以非药物治疗为主，以药物治疗为辅；若硬化程度稍重，则应以服药为主，以其他治疗为辅。

在国内，非药物治疗中除了饮食和运动之外，中医按摩也是一个好方法。因为涉及心脏，所以按摩的时候多选择和心脏相关的穴位及反射区。如用大拇指指腹分别向心性按压上肢内关穴，按揉心俞穴；或者贴压耳部心反射区，刮压足底心反射区。

另外，要选择服药。并发冠心病患者选择降压药的第一原则是不能加重冠心病的病情，第二个原则是不能降压太快。若是服药后舒张压迅速下降到80毫米汞柱或以下，这样的药物就要忌服或慎服。

一般来说，若是高血压并发冠心病患者有心绞痛、心肌缺血症状，那么用药的时候首选阿替洛尔、比索洛尔等 β 受体阻滞药或者硝苯地平、氨氯地平等钙离子拮抗药；若是患者有心肌梗死发生史，那么用药时首选既能降压又能防止心肌梗死复发的 β 受体阻滞药或 ACEI 类药物；若是患者心功能良好，也没有 Q 波心肌梗死症状，那么用药时首选钙离子拮抗药中的地尔硫䓬或维拉帕米，但要特别注意地尔硫䓬（亦即恬尔心）不能和 β 受体阻滞药一起服用；若是患者患有左心室功能障碍，那么用药的时候要首选能预防继发性心力衰竭的 ACEI 类降压药物，如卡托普利、贝那普利等。

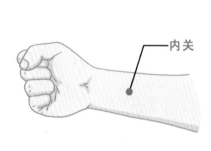

内关

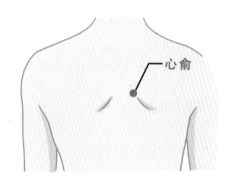

心俞

高血压并发肾病

高血压并发肾病是高血压并发症中比较常见也是比较严重的一种，不及时控制很有可能诱发尿毒症，因此，患者一定要重视对该病的调养。

● 高血压并发肾病的危害和饮食原则

肾脏是最容易受到高血压危害的靶器官之一，长期血压升高会造成肾小球动脉硬化或肾实质缺血等状况。肾脏受损初期患者的夜尿会比较多，稍微发展一下就会引发蛋白尿，并造成人体肌酐浓度上升，反过来增高血压。若是不及时控制和治疗，最后就多半有可能造成肾衰竭或罹患尿毒症。

高血压并发肾病临床表现非常明显，对患者的工作和生活影响也较大。头痛头晕、恶心呕吐、贫血、尿血、下肢疼痛、骨质软化、晕厥等情况会常常出现，对患者本身就是一种折磨。

饮食原则

1. 在对高血压并发肾病进行调养的时候最主要的原则就是"保热减蛋"，确切地说就是在保证人体正常热量所需的情况下限制蛋白质的摄入。

2. 并发肾病患者肾功能一般都不太好，摄入蛋白质，尤其是利用率较低的植物性蛋白质过多会增加肾脏的代谢负担，加重肾病病情，所以，患者在摄入蛋白质的时候最好不要选用植物性蛋白而应选择适量摄入一些优质的动物性蛋白。不过限制归限制，人体正常所需的热量也应该满足。

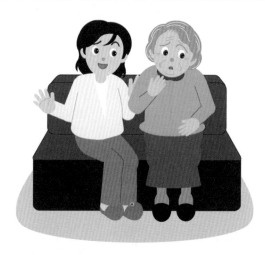

● 高血压并发肾病的营养计划

高血压并发肾病的饮食忌讳很多，要想均衡营养的同时调养病情一定要做好计划。

1. 三餐适量摄入鸡肉、鸡蛋、鱼等富含优质动物性蛋白的食物，忌吃木耳、瓜子、蘑菇、花生等富含植物性蛋白质的食物。

2. 减少饮水。摄入水分过多会给肾脏造成负担，更会加重肾脏水肿，所以，并发肾病患者日常要少饮水，饮水量比排尿量多 500 毫升就可以。

3. 多吃富含 B 族维生素的果蔬，不要吃含有维生素 A 的食物，维生素 A 会加重慢性肾衰竭病情。

4. 为保证身体热量，患者应每天都多吃低蛋白、高热量的食物，如早晚吃一碗米粉或藕粉。

5. 磷摄入过量、钾摄入过量都会加重肾脏负担，所以，香蕉、土豆、银耳、紫菜、海带等高钾食物和蛋黄、糙米、可可、巧克力等高磷食物，患者最好不要吃，实在想吃也要尽量少吃。

6. 限制盐分的摄入，少吃咸菜、速冻食品、罐头，炒菜时少用味精、酱油、番茄酱，少吃烧鸡、香肠。

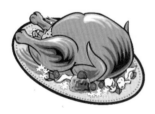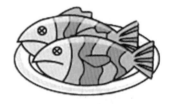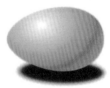

● 高血压并发肾病的特效食疗方

→ 苦瓜煲瘦肉

【用料】苦瓜 60 克, 猪瘦肉 100 克, 盐、植物油、玉米淀粉、清水适量。

【做法】

1.将苦瓜洗净、去瓤、切成片; 将猪瘦肉洗净、切成块, 然后放入适量盐和淀粉搅拌调匀。

2.往锅中倒入适量植物油, 开火微微加热, 再把猪瘦肉块放进去翻炒 10 分钟, 接着关火, 捞出肉块沥油。

3.往瓦煲中放入适量清水, 把沥过油的瘦肉块和苦瓜片一起放进瓦煲, 小火炖煮直到肉烂。

【功效】猪瘦肉中富含优质蛋白质, 苦瓜能补肾利尿、凉血健脾, 两者结合, 防治高血压并发肾病效果尤佳。

→ 猪腰蛤蚧汤

【用料】蛤蚧 1 对, 猪腰 2 个, 姜 2 片, 盐适量。

【做法】

1.用刀斩掉蛤蚧的头, 留下尾根, 倒一些白酒把蛤蚧尾根清洗干净; 用刀破开猪腰, 用清水洗净, 切成薄片。

2.往炖盅中加入适量清水, 把猪腰片、蛤蚧、姜片、盐一齐倒进去, 开火加热, 炖煮 3 小时。

【功效】猪腰能固精益气、补肾壮阳, 蛤蚧能治疗筋骨疲软, 两者相辅相成, 能很好地滋补肾脏。

→ 鸡蛋牛肉粥

【用料】鸡蛋 1 个, 蒸好的米饭 1 碗, 牛肉 50 克, 盐、料酒、淀粉、白胡椒粉适量。

【做法】

1.打好鸡蛋备用; 将牛肉清洗干净切成薄片, 然后放入适量盐、淀粉、料酒和白胡椒粉腌制 15 分钟; 往锅中倒入适量清水, 倒入米饭, 开火加热煮开。

2.改用小火再熬煮15分钟；放入牛肉片，改大火，继续熬煮。

3.倒入鸡蛋液，用筷子或勺子微微搅拌一下，让鸡蛋液均匀滑开。

4.关火，盛出，加入少量盐（也可不加），冷却几分钟，即可食用

【功效】鸡蛋富含优质蛋白质，牛肉能滋补肾脏，经常食用此粥能补肾暖胃。

⊙ 冬瓜青豆米粥

【用料】新鲜带皮冬瓜100克，大米60克，青豆30克，冰糖适量，清水适量。

【做法】

1.将带皮冬瓜洗净，切成小块；将大米淘洗干净；将青豆洗净。

2.往锅中倒入适量清水，把冬瓜块、大米、青豆一起倒进锅中，大火熬煮，直到粥成。

3.盛出米粥，加入适量冰糖调味，即可饮用。

【功效】经常服用此粥能防治急慢性肾炎，还能降血压。

⊙ 清蒸带鱼

【用料】带鱼300克，姜2片，葱花一小撮，盐适量。

【做法】

1.将带鱼、除肠、洗净、切成段，然后撒上盐腌制1~2小时。

2.把腌制好的带鱼放到盘子里，再把姜片放在带鱼中间，最后上锅蒸，蒸得时间不用太长，15分钟左右就可以了。

3.蒸好后把盘子端出，把葱末撒在上面就能食用。

【功效】带鱼性温，有益气养血、养肝暖胃的功效，带鱼中的银鳞更能有效降低人体内的胆固醇。

● 高血压并发肾病的治疗方法

高血压并发肾病的患者，肾功能都出现了严重的损害，在治疗时就必须注意要保肾。

中医可以通过按摩肾俞穴和手部肾反射区（图见第 171 页）、足底肾反射区（图见第 166 页）、足底膀胱反射区（图见第 166 页）来进行有效治疗，也可以通过对相应的肾经穴位经络进行拔罐、刮痧、艾灸治疗。西医进行药物治疗，应该选用既能降血压又不会过度加重肾脏负担的药物。

另外，由于高血压并发肾病本身就是高血压病发展到一定时期之后才会并发的疾病，发病时病情多半并不乐观，因此单一用药已经很难达到控制血压的目的，所以，临床上很多医生都采取联合用药的方式。呋塞米等降压利尿药和氨氯地平等钙离子拮抗药是治疗高血压并发肾病的首选。不过为了避免给肾功能造成伤害，患者最好不要使用螺内酯、阿米洛利等保钾利尿药，更切忌使用 ACEI 类降压药物。

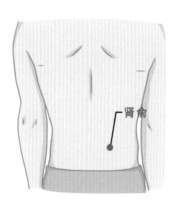

肾俞